CONGRÈS INTERNATIONAL

DE MÉDECINE

DE LONDRES

par F. JOUIN

INTERNE DES HOPITAUX DE PARIS

PARIS

IMPRIMERIE CHAIX

IMPRIMERIE ET LIBRAIRIE GÉNÉRALES DES CHEMINS DE FER

SOCIÉTÉ ANONYME

Rue Bergère, 20, près du boulevard Montmartre

1882

CONGRÈS INTERNATIONAL

DE MÉDECINE

DE LONDRES

par F. JOUIN

INTERNE DES HOPITAUX DE PARIS

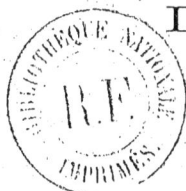

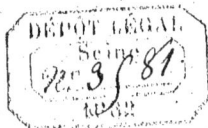

PARIS

IMPRIMERIE CHAIX

IMPRIMERIE ET LIBRAIRIE CENTRALES DES CHEMINS DE FER

SOCIÉTÉ ANONYME

Rue Bergère, 20, près du boulevard Montmartre

1882

EXTRAIT DE LA *REVUE MÉDICALE, FRANÇAISE ET ÉTRANGÈRE,*
Numéros des Années 1881-1882.)

CONGRÈS INTERNATIONAL

DE MÉDECINE

DE LONDRES

A Messieurs les rédacteurs de la Revue,

Londres, le 3 Août 1881.

Mes chers amis,

Le Congrès est ouvert. En présence de S. A. R. le prince de Galles, sir James Pajet, le président, a prononcé le discours inaugural. Les sections ont constitué leurs bureaux, mais les travaux ne commencent pas avant demain. Et cependant, que d'impressions déjà je pourrais vous communiquer sur les deux premières journées de notre séjour à Londres.

Ces impressions ne sont pas toutes, certes, également bonnes. J'ai même été choqué de certaines particularités sur lesquelles je me propose de revenir.

J'ajoute vite que les reproches s'adressent plutôt à l'institution même des Congrès qu'au Congrès de Londres lui-même. Nos voisins d'Outre-Manche font, en effet, les choses de leur mieux, et nous n'avons, jusqu'ici, que des compliments et des remerciements à adresser aux hautes personnalités du monde médical anglais, avec lesquelles il nous a été donné de nous trouver en rapport.

Hier, mardi 2 août, de 10 heures du matin à 6 heures du soir, inscription des membres et distribution des billets au bureau du Comité de réception au Royal College of physicians, Pall Nall East. Nous sommes au moins deux mille et, cependant, cette inscription s'effectue dans les meilleures conditions. Trois bureaux sont installés dans une grande salle : le premier s'occupe des Anglais. Aux deux autres, les Français et les Allemands trouvent des employés qui parlent correctement leur langue et leur donnent, fort gracieusement, tous les renseignements désirables.

On nous remet ensuite un *members ticket*, avec lequel nous pouvons désormais faire reconnaître notre qualité de membre du congrès, — un programme, en français, des travaux et des fêtes, — enfin un énorme volume in-octavo de 718 pages, dans lequel sont résumées en trois langues — anglaise, française et allemande, — les communications adressées aux différentes sections.

Certes, ces résumés sont loin d'être toujours parfaits, et nous pourrions en donner ici des exemples. Mais l'idée du volume n'en est pas moins excellente. Et l'on devine combien l'exécution a dû en être difficile, quand on sait qu'il y a quinze jours encore on recevait des communications.

Tous nos compliments donc à M. Williams Mac-Cormac. Nous ne sommes pas habitués en France, il faut bien le reconnaître, à de pareils tours de force.

Le même mardi, 2 août, de 3 à 6 heures, réception des Membres du Congrès par les Comités exécutif et de réception au Royal-Collège of Physicians. La cérémonie consiste simplement en une interminable promenade dans un grande salle entre deux buffets abondamment chargés.

Des rosettes rouges à la boutonnière désignent les membres les comités. Très aimables ces messieurs, qui parlent notre langue avec la plus grande facilité et nous indiquent les noms des médecins anglais les plus entourés. Nous voyons ainsi sir James Paget, Henri Thompson, le professeur Lister, W. Bowman, Jonathan Hutchinson, Mac-Cormac, le docteur West, Spencer Wels, notre aimable compatriote le docteur Vintras et beaucoup d'autres dont les noms nous échappent.

Les Français sont nombreux. Les professeurs Le Fort, Trélat, Verneuil, Panas, Bouchard, Charcot sont particulièrement remarqués. Nous saluons au passage MM. Féréol, Jules Guérin, Dujardin-Baumetz, Lancereaux; tous les spécialistes connus de Paris sont présents. Nous rencontrons M. Poncey de Cluny et quelques autres médecins militaires.

Aux extrémités de la salle, c'est-à-dire près des buffets, se groupent les Allemands. Ils sont venus en nombre considérable, et nous sommes vraiment surpris d'en rencontrer autant.

Ils entourent leurs personnages et tout particulièrement Virchow ; c'est un petit vieillard à tête fort intelligente, fort expressive, mais dure et antipathique. Près de lui se tient un autre Prussien qui porte en médaillon de cravate la photographie de sa dame. Ce monsieur mange d'un fort bon appétit. Un Allemand peut aller à un Congrès, mais il n'oublie pour cela ni sa famille ni son estomac.

Mercredi, 3 août. — Première réunion générale à St-James's Great Hall, sir William Jenner, Bar., K.-C.-B., président du Royal College of Physicians, et président du Comité général *ex officio*, ouvre la séance à 11 heures. M. Mac-Cormac, secrétaire général honoraire, lit le rapport du comité exécutif.

Sir J. Risdon-Bennett, président du Comité exécutif propose la constitution du Congrès et l'élection des officiers. Puis il souhaite en notre langue la bienvenue aux étrangers. Tous nos remerciements à sir Bennett. Nous ne doutons pas de « l'intention qu'ont les médecins anglais de rendre notre séjour à Londres utile et agréable » et de nous « accorder une hospitalité digne de la grande nation qui nous reçoit ». Le choix exclusif qu'il fait de la langue française pour s'adresser aux étrangers nous en est un garant tout particulier.

Après sir Bennett, le professeur Donders, président du Congrès de 1879, prend la parole pour seconder ces propositions.

Discours du prince de Galles.

Discours inaugural du président du Congrès.

Sur la tribune se tiennent, à côté du prince et du président de section, un grand nombre de notabilités médicales cosmopolites. Les Allemands, salués à l'entrée par les applaudissements bruyants de leurs compatriotes sont en très grand nombre.

Nommons Virchow, Eczmark, Langenbeck, Folkmann.

A trois heures, réunion et constitution des sections.

Au moment où je vous écris, une seconde réunion générale a lieu à Saint-James's Great Hall. Le professeur Wirchow y prononce un discours sur « la valeur des expériences pathologiques ».

Que n'a-t-on confié ce sujet à un chirurgien de son pays !

Agréez, etc.

F. JOUIN,
Interne des hôpitaux de Paris.

Londres, le 7 août 1881.

Mes chers amis,

Partie le 3 août, ma dernière lettre vous annonçait, je crois, le discours prononcé le jour même par le professeur Virchow, sur «la valeur des expériences pathologiques».

La dissection et les vivisections contribuent puissamment à l'avancement des sciences : telle est la thèse soutenue par l'anatomiste de Berlin. — Il est vrai qu'il n'est peut-être pas inutile de la développer en Angleterre, surtout au point de vue des vivisections. Esquissant, sur ce thème, l'histoire de la médecine à travers les âges, l'orateur cherche à prouver que toutes les grandes découvertes ont été faites par des anatomistes et des vivisecteurs. Il cite les médecins de l'antiquité, les savants anglais, et même quelques-uns de nos compatriotes. Mais ce sont les Allemands et le professeur Virchow lui-même qui tiennent la plus grande place dans cette énumération. Nous savions d'avance qu'il en serait ainsi.

Le même jour, 3 août, soirée à South-Kensington Museum, donnée par les membres anglais du Congrès aux membres étrangers. Trois mille médecins sont présents, beaucoup sont accompagnés de leur dame et de leurs filles et cependant l'on est à son aise dans les nombreuses galeries de ce remarquable monument. Deux musiques militaires se font alternativement entendre. Une collation est servie dans le jardin qu'éclaire la lumière électrique. Enfin, chaque membre reçoit, en souvenir de la fête, la photographie d'une belle statue que l'on voit dans le musée même et qui représente Harvey, la main sur le cœur, dans l'attitude de la méditation.

Vous voyez que nos voisins d'Outre-Manche savent faire grandement les choses.

Jeudi 4 août. — Les sections se réunissent à 10 heures et commencent leurs travaux avec une activité vraiment remarmarquable. Elles sont au nombre de quinze.

Section	I	Anatomie.	Président	Prof. Flower.
—	II	Physiologie.		Dr Foster de Cambridge.
—	III	Anatomie pathologique		Dr Samuel Wilks.
—	IV	Médecine		Sir William Gull.
S.-Section		Maladies de la gorge		Dr George Johnson.

Section	V	Chirurgie	John-Eric Erichsen.
—	VI	Obstétrique	Dr M.-Clintock, de Dublin.
—	VII	Maladies des enfants	Dr West.
—	VIII	Maladies mentales	Dr Lockhart Robertson.
—	IX	Ophthalmologie	W. Bowman.
—	X	Maladies de l'oreille	William-B. Dalby.
—	XI	Maladies de la peau.	Erasmus Wilson.
—	XII	Maladies des dents	Edwin Saunders.
—	XIII	Hygiène publique	John Simon.
—	XIV	Médecine et chirurgie militaires	Th. Longmore.
—	XV	Pharmacologie	Prof. Fraser, d'Edimbourg.

Nous entendons plusieurs communications intéressantes.

A la section de physiologie, Goltz, Ferrier et Antoine Cros discutent sur la localisation des fonctions dans l'écorce du cerveau. A la troisième section, Grancher et Virchow exposent l'anatomie pathologique du tubercule.

Citons encore les communications de M. Jules Guérin : « Nouvelle théorie des monstres » ; de Brown-Séquart : « Des localisations dans les maladies de l'encéphale et de la moelle épinière, au point de vue du diagnostic » ; du professeur Ball et de son interne, notre ami Thibierge : « Du mal perforant du pied chez les ataxiques » ; du Dr Tarnier : « Perfectionnement dans la construction et dans l'application du forceps » ; du Dr Budin : « Sur une disposition particulière des œufs dans la grossesse gémellaire » ; du Dr Ed. Fournié » : « Physiologie pathologique des hallucinations » ; du Dr Vidal : « Du pityriasis circiné et marginé parasitaire », etc., etc.

Évidemment, nous ne saurions en un seul article analyser tant de sujets importants, tant de remarquables travaux. Aussi après mûre réflexion, nous sommes-nous arrêté à la détermination suivante :

Nous exposerons d'abord les œuvres du congrès pris dans son ensemble. Puis les séances terminées, nous ferons une série de chapitres dans lesquels le lecteur de la *Revue* trouvera l'étude des communications, des discussions vraiment scientifiques, successivement entendues dans chaque section en particulier. De cette façon, rien d'important ne pourra nous échapper ; en rapprochant les travaux de même ordre, nous en rendrons l'étude beaucoup plus simple, beaucoup plus intéressante ; enfin, particularité capitale pour le praticien, nous réunirons dans un travail concis toutes les découvertes médicales produites au congrès de Londres.

Continuons la première partie de notre programme.

Le même jeudi, 4 août, à une heure, luncheon intime chez M. Vintras, le médecin de l'hôpital français et de notre ambassade, dans lequel nos compatriotes ont trouvé un guide si aimable, si gracieusement empressé.

A une heure trente, visite aux hôpitaux. On connaît l'organisation de l'Assistance publique en Angleterre; aussi ne croyons-nous pas devoir insister sur ce point. Contentons-nous de dire que dans leurs salles comme aux réunions publiques, les médecins anglais se montrent pour les étrangers de la plus grande courtoisie.

A quatre heures, troisième réunion générale à Saint-James Great Hall. Nous y trouvons tous les Français. M. Féréol, en effet, doit lire le discours de son ami Maurice Raynaud, sur « le scepticisme en médecine au temps passé et au temps présent ».

Sir James Paget préside; les professeurs de Paris, venus au congrès l'entourent. Lister, Mac-Cormac, West et la plupart des grands médecins anglais sont également présents. Nous ne voyons aucun Allemand; nous allons donc assister à une séance de famille.

« Ce n'est pas moi qui devais parler en cette enceinte, commence M. Féréol. Un deuil, un malheur irréparable pour la médecine française m'appelle ici. » Puis il expose en quelques mots la vie et l'œuvre de Maurice Raynaud. La voix de l'orateur est émue ; son geste sobre et bien mesuré, sa physionomie si française, ces paroles d'outre-tombe que nous entendons, tout donne à la séance une solennité particulière, et ce n'est pas sans émotion que chacun écoute ce dernier travail d'un penseur.

D'une érudition qui ne laisse rien à désirer et qui prouve chez l'auteur des *Médecins au temps de Molière* une connaissance profonde de notre histoire scientifique, le discours sur le septicisme médical est écrit dans ce style à la fois concis, brillant et châtié qui caractérise tous les travaux de Maurice Raynaud. Il faut donc le lire *in extenso* pour le comprendre ; nous en donnons cependant l'analyse ; mais qui pourrait en rendre la beauté, la délicatesse et l'esprit ?

« C'est peut-être un étrange dessein, c'est à coup sûr un dessein périlleux de traiter devant vous la question du scepticisme en médecine », dit-il en commençant. Mais combien il se justifie de ce dessein, avec quelle éloquence il défend son intervention.

« Et puis, messieurs, n'êtes-vous pas, vous, les représentants de tout le monde savant, la protestation la plus éclatante contre le scepticisme? N'avez-vous pas assez de foi en vous-mêmes pour oser le regarder en face? »

Entrant alors dans son sujet, Maurice Raynaud sépare le scepticisme médical du scepticisme philosophique; distinguant enfin plusieurs formes de scepticisme en médecine, il en étudie les causes et les origines.

La cause première doit être cherchée dans l'essence même de l'esprit humain. Aussi retrouve-t-on le scepticisme à tous les âges de l'humanité. Molière, en se moquant des médecins de son époque, n'inventait rien; il traduisait simplement la pensée de ses contemporains. Et puis, que d'autres l'avaient précédé dans cette voie! Aristophane n'appelle-t-il pas les vieux médecins *cacophages*? Et Mme de Sévigné! Combien cherche-t-elle à ridiculiser notre profession? Il est vrai que la même dame traite ses enfants, ses amis, se traite elle-même avec les remèdes les plus absurdes auxquels elle ne demande qu'une chose : ne pas avoir une origine médicale.

Illustre exemple de cet esprit à la fois railleur et badaud qui fait le fond de la nature humaine!

Seconde raison du scepticisme : nous sommes les premiers à critiquer notre profession. Jamais, en effet, philosophes, littérateurs ou poètes n'ont dit autant de mal de la médecine que les médecins eux-mêmes.

Bichat, Broussais qui déclarait sans ambages qu'avant lui la médecine avait été plus nuisible qu'utile à l'humanité, sont des preuves frappantes de cette vérité.

Hippocrate enfin, Hippocrate lui-même, n'a-t-il pas écrit :

« *Ars longua. Vita brevis. Experientia fallax. Judicium difficile. Occasio præceps* »?

Et puis le scepticisme flatte la paresse qu'il excuse et la vanité qui trouve dans sa défense des succès faciles.

Notre art est si étendu, si complexe, en l'étudiant on est tellement effrayé des choses à apprendre que l'on comprend l'homme qui ferme ses livres et renonce à connaître ce qui lui paraît insaisissable, que l'on approuve malgré soi cette boutade de Sydenham à un étudiant qui lui demandait le nom du meilleur livre médical à étudier : « Lisez *Don Quichotte*, mon ami. » Mais la médecine est plus qu'une science, c'est une profession, et la plus noble de toutes, car elle vient en aide à celui qui souffre. La science est incomplète. Qu'importe, elle le sera toujours.

Mais il faut prescrire, il faut absolument soulager le malade qui vous appelle.

Ne soyons donc pas désespérants, ne nous montrons pas désarmés.

Un vieux maître me disait souvent en faisant ses ordonnances : « Ce remède ne me paraît pas avoir une action bien réelle, mais il ne faut pas dire cela aux jeunes, ils le sauront toujours assez tôt. »

Partant de ce principe, Maurice Raynaud critique sévèrement les savants qui professent le scepticisme en médecine. Il attaque particulièrement Magendie à qui il sera beaucoup pardonné parce qu'il... a donné Claude Bernard.

Le remède au scepticisme, conclut-il, est dans la science elle-même, dans la science toujours mieux comprise, toujours plus étendue. L'étude approfondie des causes, les procédés nouveaux employés dans la recherche des symptômes, les méditations sur la mort de l'anatomo-pathologiste ne lui ont-ils pas fait faire ces temps derniers d'immenses progrès ?

Je sais bien que l'on nie ces progrès, que l'on en demande la démonstration. Le mouvement, messieurs, ne se démontre pas, il se montre.

Et puis nous avons encore pour nous les notions fournies par l'empirisme, la connaissance de cette force vitale justement dénommée *natura medicatrix*.

C'est assez pour arriver, sinon à la certitude philosophique, du moins à ce que Cazalis appelle avec raison la certitude pratique. C'est assez pour justifier ces belles paroles de Claude Bernard : « Le sceptique est celui qui ne croit pas à la science et qui croit à lui, qui croit assez en lui pour nier la science. »

La lecture du discours de Maurice Raynaud n'a pas duré moins d'une heure et demie, mais combien ce temps a paru court à ceux qui ont eu le bonheur d'entendre le chef-d'œuvre.

La journée est finie.... du moins pour le commun des mortels.

Si le lord-maire de Londres, en effet, reçoit au Mansion-House certains membres du congrès, les privilégiés sont rares et choisis avec le plus grand soin. Nos professeurs présents à Londres ; MM. Le Fort, Hardi, Lassègue et autres, ont tous été invités. Nommons encore MM. Jules Guérin et Féréol, enfin M. Ed. Fournié, celui-ci comme représentant de la presse médicale, ce qui n'est pas un petit honneur pour notre Revue.

De nombreux toasts ont, paraît-il, été portés en toutes les langues, C'est M. Trélat qui a parlé au nom de la France.

Vendredi 5 août. — De 10 heures à 1 heure, réunion des sections ;

A 1 heure 30, visite aux hôpitaux ;

A 4 heures, quatrième réunion générale à Saint-James's Great Hall. Discours du Dr Billings, de Washington sur « Our medical Literature ». D'un style élevé, d'une érudition irréprochable, ce discours doit être considéré comme un des meilleurs parmi les nombreux qu'il nous a été donné d'entendre. Nous ne saurions en donner ici toute l'analyse, qu'il nous suffise de constater que le Dr Billings a su désigner le rôle et les devoirs de la presse médicale, proclamer le danger des publications trop hâtives, indiquer enfin la mesure dans laquelle il est sage d'étudier les productions des anciens.

A huit heures, le lord-maire et la corporation de la cité de Londres, reçoivent les membres du Congrès à la Guidhall (salle des Guildes ou corporations).

C'est dans la grande salle (great hall) où se font ordinairement les élections et les réunions municipales que se concentre la fête. Très élégamment décorée, parée des fleurs de tous les pays, étincelante de lumière, cette pièce offre un aspect vraiment merveilleux.

Une tribune a été dressée à l'ouest. Une musique militaire y fait entendre les airs nationaux des différents peuples représentés au Congrès.

Gog et Magog, les bons génies de la Cité, que l'on portait, il y a quelques années encore devant le lord-maire, le jour de son installation, dominent cette tribune, bien étonnés, sans doute, du spectacle inaccoutumé qu'il leur est donné de contempler. Esculape, que ne t'a-t-on substitué pour la soirée à ces dieux marchands ! Jamais certainement, jamais à Epidaure, tes prêtres n'ont été aussi nombreux !

Dans la foule, en effet, circulent les représentants de la médecine des deux mondes.

Italiens, Espagnols, Russes, Américains, Grecs, Turcs. — chirurgiens, accoucheurs, laryngistes, syphiliographes, oculistes ; tous les hommes connus du monde médical se promènent dans la great-hall. L'assistant allemand y coudoie l'interne des hôpitaux de Paris; l'étudiant anglais y reçoit galamment ses collègues de tous les pays.

A dix heures, précédé de hérauts qui portent ses insignes, suivi de sa famille et des membres principaux de la corporation de la Cité, le lord-maire fait son entrée.

Revêtu du grand manteau rouge doublé de blanc et bordé de fourrures, paré de toutes les décorations de sa charge, il traverse gravement, avec la solennité d'un personnage moyen âge, ce monde si moderne, si jeune d'aspirations et d'idées. Les claques s'inclinent devant la perruque poudrée, les habits font une double haie au manteau tissé de soie et d'or...

Définitivement, Gog et Magog doivent être bien étonnés.

Samedi 6 août. — De dix heures à une heure, travail des sections. L'ardeur des premiers jours paraît un peu modérée. Cependant, on entend encore des communications intéressantes.

Les infiniment petits comparaissent devant la 3e section. Naturellement, ils y sont très discutés. Béchamp et Pasteur se font particulièrement remarquer dans cette joûte scientifique. On s'occupe exclusivement, en médecine, du mal de Bright.

A la 15e section enfin, M. Dujardin-Beaumetz expose ses idées sur l'action physiologique et thérapeutique de quelques nouveaux principes actifs (la pelletiérine, la valdivine et la cédrine).

Je quitte Londres pour aller à Golder's Hill, Hampstead, assister à une fête champêtre donnée par M. et Mme Spencer Wells. Tous les ovariotomistes du monde semblent s'être donné rendez-vous dans le magnifique parc du célèbre chirurgien anglais. MM. Pozzi et Lucas-Championnière représentent l'élément français. M. Spencer Wells regrette vivement de ne pouvoir compter Péan parmi ses hôtes.

Le soir, brillante réception chez le comte Granville, ministre des affaires étrangères.

J'ai fini, mes chers amis. Aujourd'hui dimanche, en effet, le Congrès a dû suspendre ses séances. Au moment même où je termine ce long article, M. Fournié revient d'un dîner chez le Dr Browne. M. Bernard-H. Becker, rédacteur du *Daily-News*, a porté un toast à la *Revue médicale*. Recevez votre part de ce compliment d'outre-mer.　　　　　　　　　F. JOUIN.

Interne des hôpitaux de Paris,

Bourg-le-Roi, le 14 Août 1882.

Mes chers amis,

Le Congrès de Londres est terminé. Comme j'ai hâte d'arriver à l'étude même de ses travaux, je vais passer très rapidement sur la physionomie de ses dernières réunions.

Lundi 8 août. — Les sections travaillent fiévreusement. Les communications se succèdent à peine controversées, car il ne reste plus que quelques heures, et beaucoup d'orateurs désirent encore prendre la parole.

A 4 heures, le professeur Volkmann prononce à Saint-Jame's Great Hall un discours « Ueber Moderne Chirurgie. » Evidemment le chirurgien de Halle a été vrai dans ses propositions. Personne ou presque personne ne nie les progrès accomplis ces dernières années dans la chirurgie du péritoine, sur laquelle nous avons modifié toutes nos idées — dans l'instrumentation — dans les pansements. — Dans les pansements surtout qui, grâce aux méthodes antiseptiques si vite et si universellement répandues, légitiment parfaitement les hardiesses les plus incroyables, les plus contraires à toutes les notions que nous pouvions avoir sur les synoviales, par exemple, et sur tout le système séreux en général.

Mais que ces vérités sont connues! que de publications séparées, que d'articles de journaux les répètent depuis cinq ans !

Nous sommes donc obligé de l'avouer : si M. Volkmann s'est montré chirurgien progressiste, s'il ressort de son discours qu'il est prêt, comme la plupart de ses compatriotes d'ailleurs, à imiter toutes les hardiesses, à oser même les opérations jusqu'alors réputées impraticables, son discours n'en manque pas moins d'originalité et de souffle. Combien nous lui préférons le travail du professeur Billings, combien surtout ces pages remplies de finesse d'esprit et d'érudition du regretté Maurice Raynaud.

Nous quittons Saint-Jame's Great Hall, pour le Royal College of physicians, où chaque membre reçoit, moyennant une légère rétribution, la médaille commémorative du Congrès. On le voit, nous approchons de la fin.

De 8 à 11 heures, soirée au Royal College of Surgeons. Comme dans toutes les réunions générales, on nous reçoit dans un musée. Mais cette fois, les dames ne sont pas admises ; la soirée se donne, en effet, dans le musée d'anatomie et d'anatomie pathologique du collège. Également la musique a été proscrite, sans doute pour ne pas réveiller les morts.

Quelques squelettes d'animaux antédiluviens attirent particulièrement notre attention. Également les os d'un géant auprès duquel les deux sujets bien connus du musée Orfila ne seraient que des Lapons en Patagonie. Nous remarquons enfin de belles préparations des muscles de la face et une collection complète de pièces pouvant servir à l'étude de l'anatomie pathologique des tumeurs blanches.

Mardi 9 août. — Dernier jour du Congrès. Les sections terminent leurs travaux nécessairement un peu à la hâte. — A 2 heures le professeur Huxley prononce un discours sur les rapports de la médecine avec les sciences biologiques, discours dont nous ne donnerons pas l'analyse pour deux raisons, le même sujet ayant été traité dans la *Revue* par M. Ed. Fournié, et les idées qu'il expose différant à peine de celles du professeur de Londres.

Nous nous réunissons à trois heures et demie pour la séance de clôture. Compliments d'adieu, remerciements dans toutes les langues à M. James Paget, à M. Mac-Cormac et à tous les organisateurs du Congrès.

Enfin distribution des médailles d'honneur : les deux premières sont données au professeur Donders, d'Utrecht, le président du Congrès précédent, et au Dr Guye, d'Amsterdam, le secrétaire général; MM. Virchow, Féréol, Billings, Volkmann et Huxley, c'est-à-dire tous les orateurs des séances générales sont également honorés de cette distinction. Un suprême honneur était réservé à la France. C'est, disons-le bien haut, avec une émotion sincère, avec un véritable bonheur que nous avons applaudi M. Pasteur recevant de sir James Paget la médaille d'honneur décernée par le Congrès de Londres à l'auteur de la communication la plus intéressante.

Il est 5 heures et tous les membres, à la hâte, gagnent le Palais de Cristal où doivent les réunir de dernières et fraternelles agapes. La soirée se termine par de nombreux toasts —

n'oublions pas que nous sommes en Angleterre — et par un grand feu d'artifice dans les jardins du Palais.

Trois têtes constituent la pièce principale de ce spectacle pyrotechnique : nous reconnaissons sans peine sir James Paget, Charcot et Langenbeck.

L'Angleterre, la France et l'Allemagne.

Et pendant ce temps, une musique militaire joue *la Marseillaise* et l'air national allemand. Mais hélas! qu'il serait difficile de mettre de l'harmonie dans ce rapprochement.

Le Congrès de 1881 a terminé ses séances. Où se tiendra celui de 1883? Nous avons entendu parler de Madrid et de Christiania. Rien en définitive n'a été sérieusement décidé.

Entrons à présent dans l'étude même des questions traitées à Londres. Les travaux exposés, nous dirons quel a été le rôle de la France; nous ne craindrons pas enfin d'exprimer franchement notre avis sur l'institution même des Congrès en général.

Agréez, etc., etc.

F. JOUIN,
Interne des Hôpitaux de Paris.

SECTION I. — ANATOMIE

Président : Prof. Flower, LL. D., F.R.S. — *Vice-Présidents :* Prof. Nacalister, M. D. Dublin; — Prof. Turner, M. B., F.R.S., Edimbourg. — *Secrétaires :* Prof. Curnow, M. D.; Prof. Thane.

4 août. — A l'ouverture de la section, M. le Président prononce un discours sur le musée du Royal College of Surgeons. Nous venons de dire combien ce monument renferme de collections précieuses au point de vue de l'étude de l'anatomie de l'homme et de l'anatomie comparée. — Il est donc bien naturel qu'un anatomiste anglais choisisse comme sujet de discours inaugural l'histoire et la description de ces collections.

Après le professeur Flower nous entendons le professeur His, de Leipzig, dans deux communications indigestes et obscures « sur les caractères normaux des embryons de l'homme » et « sur la question de la vésicule allantoïde ».

Le professeur Turner, d'Edimbourg, dit des choses fort intéressantes sur les crânes des indigènes des Admiralty Islands.

Enfin le professeur P. Lesshaft, de Saint-Pétersbourg, termine la séance par deux études très remarquables sur les causes dont dépend la forme des os et sur les rapports de l'estomac. Nous croyons devoir en résumer ici les conclusions générales.

Le Dr Lesshaft a fait ses recherches avec le Dr Popoff, en expérimentant sur un grand nombre d'animaux de toute espèce. De plus, il n'a jamais négligé, dans les cas d'anomalie osseuse chez l'homme, de remonter à la cause et d'en rechercher le mécanisme.

C'est en usant de ces deux modes d'exploration scientifique qu'il est arrivé aux conclusions suivantes :

1º Le développement de toutes les parties de l'os est en raison de l'activité des muscles avoisinants. La force de cette activité affermit les os, sa faiblesse les rend plus minces, moins résistants, et relativement plus longs.

2º Les os s'épaississent et se dirigent toujours vers l'endroit de leur périphérie qui oppose le moins de résistance.

3º La forme des os dépend aussi de la plus ou moins grande pression des organes extérieurs ; leur développement se ralentit à l'endroit où la pression augmente ; ils se tordent si elle ne vient que d'un seul côté.

4º Il est bien entendu que toutes ces considérations s'appliquent également à la pression des muscles et des aponévroses et qu'on peut en constater la vérité dans les ablations voulues ou accidentelles de l'une ou l'autre variété d'organes (1).

Plus intéressant encore dans sa communication « sur la situation de l'estomac et les rapports qui existent entre sa forme et ses fonctions » le professeur P. Lesshaft y développe les idées suivantes.

L'estomac n'est point placé dans la région épigastrique, comme on le professe généralement, mais dans l'hypochondre gauche. On trouve la direction de son pylore en faisant des-

---

(1) Il est impossible de ne pas voir là une réminiscence de la théorie des monstres de M. Jules Guérin.

cendre une ligne verticale le long du bord droit de l'os sternal.

M. Lesshaft a raison. Depuis longtemps en France MM. Tillaux, Labbé et Farabeuf se font les champions de cette opinion. M. Farabeuf surtout qui, dans ses leçons orales sur la splanchnologie, ne manque jamais d'insister sur ce point qu'il ne faut pas chercher l'estomac dans l'hypochondre droit, mais dans l'hypochondre gauche, presque entièrement, dit-il, en dehors de la ligne médiane.

La première partie de la communication n'a donc rien de nouveau pour nous. Il n'en est pas moins bon de la produire dans un Congrès, le plus grand nombre des médecins, même en France, ayant sur ce point des notions absolument inexactes.

Mais où M. Lesshaft sort des idées universellement professées, c'est quand il donne à l'organe de la chymification une direction verticale. Nous n'inventons rien.

« L'estomac est, dit-il (*Abstracts of the communications* London 1881, p. 12), situé verticalement dans la cavité abdominale de telle façon que son fundus touche au diaphragme. L'extrémité pylorique est dirigée à droite, la petite courbure se trouve aussi à droite, tandis que sa partie supérieure est légèrement inclinée vers le bas. La grande courbure est du côté gauche. »

Plus loin, conséquent avec cette assertion, le professeur de Saint-Pétersbourg poursuit. « L'estomac, par suite de son rapport immédiat avec les organes voisins ne peut répondre à la dilatation qu'il subit par le déplacement de l'une de ses parties (la grande courbure, par exemple), il ne pourra que se distendre également dans toutes ses parties en mesure de l'accumulation de son contenu. »

Et les fonctions mécaniques des épiploons?

Et les phénomènes pathologiques de la dilatation stomachale?

M. Lesshaft a, dit-il, pour arriver à ces conclusions, examiné 1,200 cadavres. Il est aussi habile observateur que savant modeste et consciencieux. Nous nous garderons donc bien de nier ses assertions. Mais la nouveauté de cette description anatomique contredit si formellement l'enseignement de nos maîtres que nous avons tenu à la reproduire textuellement, en laissant à l'auteur toute la responsabilité.

Après avoir posé ces deux jalons, M. Lesshaft décrit la structure musculaire de l'estomac. Ses idées, à ce point de vue ne présentent rien de particulier. Il admet en effet une couche su-

2.

perficielle longitudinale plus ou moins plexiforme, puis une couche circulaire profonde.

De cette structure et de la direction de l'organe il tire les conclusions suivantes :

« Les aliments qui y sont introduits se remuent le long des parois vers le pylore, ce qui leur permet de se mêler au suc gastrique de la manière la plus avantageuse. Puis le contenu s'élève par le milieu de l'estomac vers le fundus qui, étant la partie la plus élargie, oppose par conséquent le moins de résistance. »

Théorie aussi nouvelle qu'ingénieuse, il faut bien le reconnaître, sur le mécanisme du mouvement de l'estomac et bien faite pour expliquer, ainsi que le remarque son auteur, d'une part, la longue durée du séjour des aliments dans l'estomac, d'autre part, sinon l'absence du fundus chez un enfant nouveauné, du moins son développement successif par l'influence que produit sur l'estomac la colonne médiane ascendante de son contenu.

Ce n'est pas tout.

« Par suite de l'accumulation des gaz dans le colon transverse, celui-ci s'élève en forme de maille, se dirige à gauche de l'estomac et atteint jusqu'au niveau du quatrième espace intercostal et même jusqu'à la quatrième côte. Si l'accumulation du gaz a lieu dans les circonvolutions de l'intestin grêle, lequel se déplaçant de même, se dirige en haut derrière le colon transverse, la partie inférieure de l'estomac est en état de se déplacer légèrement en avant, ce qui lui donne une direction plus oblique de haut en bas et d'arrière en avant. »

C'est simplement, on le voit, une révolution complète dans toutes les idées jusqu'ici professées sur la splanchnologie descriptive.

Le *vendredi 5 août* nous entendons deux communications du Dr G. Laura de Turin. Très intéressantes ces communications, et probablement destinées à modifier beaucoup d'idées admises sur l'une des questions les plus difficiles, les plus complexes de l'anatomie humaine.

Dans la première, le Dr Laura expose sa façon de voir sur les origines profondes de quelques nerfs crâniens. Dans la seconde, il fait connaître le résultat de ses recherches sur la structure intime de la moelle épinière.

Limité par par l'étendue des matières qu'il nous reste à exposer, nous nous contentons de reproduire les conclusions du Dr Giambattista Laura, sur cette dernière question laissant aux anatomistes le soin d'analyser eux-mêmes ces conclusions et d'étudier dans les œuvres du savant de Turin, ses idées sur les origines profondes de quelques nerfs crâniens.

Structure intime de la moelle épinière. — 1° Beaucoup de cellules de la corne antérieure envoient leurs prolongements aux racines antérieures des nerfs ; à la région cervicale, elles les envoient aux racines des nerfs accessoires ;

2° La commissure antérieure reçoit des fibres des cellules (*a*) des différentes parties de la corne antérieure, (*b*) des différentes parties de la corne postérieure ;

3° Les cellules de la colonne de Clarke possèdent des prolongements qui se dirigent d'abord en dedans vers le canal central, mais qui, après avoir parcouru un certain trajet, se dirigent en dehors en un large faisceau qui gagne la colonne blanche latérale en traversant la corne antérieure.

Le groupe de cellules qui, dans le cône médullaire, occupe la position de la colonne de Clarke, ne doit pas être regardée comme son prolongement; en effet, les cellules qui le composent envoient leurs prolongements dans une autre direction, c'est-à-dire, en dehors et en avant, aux racines antérieures;

4° La colonne blanche latérale reçoit des prolongements de cellules de plusieurs parties des cornes antérieures et postérieures ;

5° Les cellules des cornes postérieures possèdent des prolongements dont la direction est des plus variées. Notons les suivantes : (*a*) cellule envoyant des prolongements en avant, à travers la corne antérieure jusqu'au voisinage des racines antérieures ; (*b*) cellules envoyant des prolongements dans la colonne blanche postérieure ; (*c*) cellules envoyant des prolongements sans dépasser la ligne médiane, et derrière le canal central, à la moitié opposée de la moelle.

6 août. — Le professeur Hannover, de Copenhague, fait une communication sur le cartilage primordial du crâne humain.

Puis une discussion s'engage, provoquée par le Dr Cunningham d'Édimbourg. Il s'agit de déterminer exactement la relation qui existe entre la source d'innervation et l'homologie musculaire, sujet nouveau, on le voit, mais à cause de cela même encore bien obscur.

Le principe a été posé par le Dr Ruge d'Heidelberg. Le muscle, dit ce savant, doit être considéré comme l'organe terminal du nerf, et par conséquent, lorsque la position et les rapports d'un muscle sont modifiés, on peut toujours reconnaître ses relations antérieures et classiques par le moyen de la source dont il reçoit l'influx nerveux.

Mais, s'il en est ainsi, pourquoi la réciproque n'est-elle pas vraie? Pourquoi les anomalies nerveuses, si fréquentes, par exemple, à l'origine des principaux plexus ne s'accompagnent-elles pas toujours d'anomalies musculaires? C'est ce que se demande le Dr Cunningham qui, reculant la proposition de M. Ruge, n'admet de rapports constants qu'entre les muscles et leurs *foyers nerveux dans la moelle épinière*.

Nous entendons ensuite deux communications ayant trait aux origines profondes des quelques nerfs crâniens.

Enfin le Dr Howard, de New-York, termine la séance par la lecture d'un travail plutôt physiologique qu'anatomique sur l'élévation de l'épiglotte par la position.

L'épiglotte, dit-il, est relevée instantanément aussi haut que possible par l'extension forcée de la tête et du cou.

L'os hyoïde, en effet, est tiré en avant et en haut par les muscles qui l'unissent au maxillaire inférieur et l'épiglotte fixée à cet os par le ligament hyo–épiglottique en suit tous les mouvements.

On comprend l'intérêt de cette communication, au point de vue de l'examen laryngoscopique. Mais c'est surtout pour prévenir les accidents d'asphyxie sous le chloroforme qu'il est bon de connaître le mécanisme invoqué par M. Howard. Nous ne possédons pas, dit-il lui-même, d'autre moyen que l'extension forcée de la tête et du cou, pour élever complètement l'épiglotte sur un malade insensible et dans la position dorsale.

8 août. — 1° Professeur Kölliker, de Vürzbourg : « Du développement du mésoderme chez le lapin. »

2° Professeur Kölliker, au nom du Dr Théodore Kölliker : « De l'os inter-maxillaire de l'homme. »

3° M. E. H. Fenwick : « Les veines sous-cutanées du tronc. »

Arrêtons-nous un instant sur cette troisième communication.

Des troncs veineux se portent du réseau de la face antérieure du tronc aux veines fémorale, axillaire, et sous-clavière, et l'action semblable à celle de la pompe de Sprengel, exercée par ces larges veines, est aidée par des valvules, convenablement dirigées et placées à l'orifice de ces troncs veineux.

Telles sont en substance les conclusions du Dr Fenwich.

Il a pratiqué ses recherches sur des cadavres non injectés afin de bien déterminer la direction et la position des valvules.

De longs troncs veineux, dit-il, relient les veines axillaire et fémorale des deux côtés et présentent à leur orifice des valvules puissantes, dirigées de telle façon que le passage du sang des extrémités dans les parois abdominales ou thoraciques, est empêché.

Il y a donc là une disposition valvulaire analogue à celles que M. Houzé de l'Aulnoit a décrites entre le système superficiel et le système profond des veines du membre abdominal.

L'analogie est encore plus grande si l'on considère les veines épigastriques. Pour M. Fenwick, en effet, les superficielles sont reliées aux veines épigastriques profondes et sont munies de valvules qui permettent au sang de passer des premières dans les secondes, mais qui s'opposent au retour du sang.

On trouve un système analogue au précédent entre les veines épigastriques profondes et la mammaire interne.

Les veines intercostales enfin, reliant la veine mammaire interne avec l'azygos, présentent précisément la même disposition valvulaire.

Après M. Fenwick, nous entendons le professeur Struthers, d'Aberdeen, qui lit un mémoire sur les écoles d'anatomie anglaises et étrangères.

Vous êtes orfèvre, c'est-à-dire anatomiste, monsieur Struthers! Quand vos écoles de la Grande-Bretagne seront, suivant votre désir, organisées comme les Universités allemandes, quand des professeurs exclusivement anatomistes, pleins de dédain, par conséquent, pour les élèves qui s'occuperont d'une autre science, auront créé toute une génération d'anatomistes distingués, quel bénéfice en retirerez-vous?

L'anatomie pratique, l'anatomie médicale et chirurgicale que vous proclamez vous-même mieux connues dans vos écoles que dans les Universités allemandes, seront alors délaissées. Vous aurez des élèves très forts en anatomie morphologique et microscopique, mais ils ignoreront l'anatomie des régions.

Comme en Allemagne, vous publierez de volumineux mémoires sur les caractères normaux des embryons; vous aurez une opinion originale sur la question de la vésicule allantoïde de l'homme; mais pour deux étudiants entraînés sur ce terrain véritablement trop spéculatif, auxquels vous aurez in-

culqué l'amour du microscope et de l'embryogénie, dix reste-
ront qui auront perdu leur temps à l'étude de ces questions
extra-médicales, dix qui ne pourront que très difficilement
faire de bons praticiens, leur instruction péchant par la base.

Non, mille fois non, une école d'anatomie ne doit pas avoir
pour but exclusif de former des hommes qui produisent. Elle
doit, comme notre école pratique de Paris, préparer sérieusement l'élève à l'étude de la médecine et de la chirurgie, lui
bien faire connaître le corps humain dont il aura à diagnostiquer et à traiter plus tard les lésions ; mais c'est aux labora-
ratoires particuliers qu'il faut que l'étudiant demande une
instruction plus complète, si ses goûts le poussent dans cette
voie.

En un mot, l'étude de l'anatomie telle que la comprend
M. John Struthers, c'est-à-dire une étude assez étendue pour
absorber plusieurs années de la vie d'un homme, ne peut pas
être obligatoire. On doit la favoriser, la rendre facile à ceux
qui désirent s'y consacrer. Mais elle ne saurait jamais être que
facultative.

9 août. — Dernier jour du Congrès. Nous n'entendons guère
que des communications. Le temps, en effet, ne permet plus
de discuter les propositions émises par les différents orateurs.

C'est le Dr Rein, de Saint-Pétersbourg, qui ouvre la séance
par la lecture d'un mémoire sur le développement de la glande
mammaire.

Nous avons assisté à cette lecture. Nous venons de relire
avec le plus grand soin, dans le volume des « *Abstracts* »,
les conclusions du Dr Rein, mais nous sommes obligé de reconnaître qu'elles ne présentent absolument rien d'original.

L'auteur distingue six stades dans le développement de la
glande mammaire : le stade tuberculeux, le stade lenticulaire
(pendant lesquels l'épithélium s'hypertrophie sur un point de la
peau), le stade conique et le stade en forme de mamne (carac-
térisés par l'invagination dans le derme des cellules épithéliales), le stade de formation de bourgeons, enfin le stade de
dégénérescence du dépôt épithélial primitif et de développement du dépôt secondaire.

M. Rein, on le voit, sépare les uns des autres les phénomènes de l'évolution de la glande. Les distinguant, il les dé-
signe sous un nom toujours nouveau sinon toujours heureux.
Mais on pourrait retrouver la même description dans tous les

ouvrages classiques. A ce point de vue donc, nous le répétons, sa communication ne présente aucune originalité.

Après le Dr Rein, nous entendons le Dr Ganon (de Londres).

Il veut, dit-il, attirer l'attention sur la mensuration pelvienne pour la comparaison des bassins des différentes races humaines et l'adoption d'une méthode uniforme et facile.

Voici les mensurations principales classées d'après l'auteur suivant leur ordre d'importance.

1. Longueur du sacrum.
2. Largeur du sacrum.
3. Largeur entre les épines antérieures et supérieures de l'os iliaque.
4. Largeur entre les crêtes iliaques.
5. Hauteur du bassin.
6. Largeur de l'os iliaque.
7. Distance minima entre les os iliaques en arrière du sacrum.
8. Distance du bord postérieur de l'acétabulum à la symphise.
9. Profondeur pubio-ischiatique.
10. Distance entre les limites internes des trous sous-pubiens.
11. Diamètre antéro-postérieur du détroit postérieur.
12. Diamètre transverse du détroit supérieur.
13. Diamètre transverse du détroit inférieur.
14. L'angle sous-pubien.

Nous entendons enfin une communication du Dr Lebedeff (de Saint-Pétersbourg) sur l'origine de l'anencéphalie et du spina-bifida chez les oiseaux et les hommes.

Et un mémoire du Dr Sapolini (de Milan) sur un treizième nerf cérébral.

En résumé, beaucoup de travaux ont été présentés à la section d'anatomie; mais un très petit nombre offrent un intérêt pratique, réel. C'est à l'exposition de ces derniers que nous nous sommes surtout attaché; nous avons d'ailleurs expliqué les raisons de notre conduite à cet égard.

Comme il est facile de le deviner, peu de communications anatomiques ont été l'objet de discussions sérieuses. Les faits se contrôlent; à peine donnent-ils quelquefois lieu à des interprétations différentes.

Nous verrons dans le prochain article que les travaux de la section de physiologie ont présenté un tout autre caractère. A ce point de vue même, M. Foster, le président de la seconde section, nous paraît avoir, beaucoup mieux que tous ses collègues, compris l'organisation et le mode de fonctionnement des congrès.

SECTION II. — PHYSIOLOGIE.

Président : Dr Michaels Foster, F. R. S. de Cambridge. — *Vice-présidents* : Dr Pavy, F. R. S. de Londres. — Prof. Purser, M. D., de Dublin. — Prof. Rutherford, M. D. F. R. S. d'Edimbourg. — *Secrétaires* : Dr C. S. Roy et prof. Gérald.-F. Yéo.

Nous avons dit, dans le dernier numéro, qu'à la section de physiologie les membres du comité d'organisation avaient adopté pour la direction de leurs travaux une marche différente de celle des autres sections du Congrès.

Voici, en effet, ce que nous trouvons dans le livre des *Abstracts* au lieu et place des résumés des communications.

« Les membres du comité de la section de physiologie, après avoir mûrement réfléchi sont arrivés à cette conclusion qu'il sera avantageux de donner la préférence aux discussions de questions importantes et générales plutôt qu'à la lecture des travaux sur des sujets spéciaux. »

Ces discussions, d'un intérêt physiologique général, choisies après délibération par un grand nombre de savants étrangers et anglais avaient été, dans différentes lettres circulaires, indiquées d'avance aux membres de la section. « Nous n'espérons guère, disait-on dans ces lettres, pouvoir approfondir toutes les questions contenues dans le programme : c'est pourquoi le comité de la section se réserve la faculté de décider quelle partie de la liste sera omise et quel sera l'ordre de discussion des questions avancées. Nous n'avons pas besoin de dire que, pour la décision de ces deux points, nous consulterons tout d'abord les propositions et les vœux des membres étrangers de la section. »

Les sujets indiqués par les membres du comité étaient au nombre de seize classés suivant leur ordre d'importance et de la façon suivante :

1° Des fonctions de la substance corticale du cerveau et particulièrement de leur localisation;

2° Théorie de la perception des couleurs;

3° (*a*) De la sécrétion rénale et de ses points de ressemblance avec les sécrétions des autres glandes. (b) Des changements histologiques qui se produisent dans les glandes pendant la sécrétion;

4° De la forme de la courbe du pouls étudiée au point de vue des causes qui produisent le pouls anacrote et le pouls dicrote;

5° De la structure intime des cellules et des noyaux;

6° Des produits de la digestion dans le canal alimentaire; état précis dans lequel ils sont absorbés;

7° De la participation relative des hydrates de carbone et des matières albuminoïdes à la formation des corps gras;

8° Du lieu ou des lieux de formation de l'urée et de son mode de production;

9° (a) Preuve physiologique de l'existence des nerfs trophiques. (b) Influence du système nerveux sur la température animale;

10° Des fonctions du foie autres que la sécrétion de la bile;

11° Extrémités périphériques des nerfs (à l'exception des nerfs auditifs, optiques et olfactifs).

12° Du mécanisme qui règle et entretient les battements du cœur;

13° Des fonctions de la substance grise de la moelle épinière;

14° Du mécanisme de la respiration;

15° Des nerfs vaso-dilateurs;

16° De la structure de la fibre musculaire.

C'est à dessein que nous insistons sur tous ces détails et que nous ne craignons pas de donner malgré sa monotonie l'énumération complète des sujets proposés. Nous croyons, en effet, que les congrès de l'avenir adopteront l'ordre choisi par le professeur Foster, comme supérieur à tous les autres. Nous le croyons, parce que seul il permet de tirer de ces assises scientifiques un progrès réel pour la science, tout en laissant à chaque savant l'occasion de produire ses découvertes particulières. Nous allons le montrer en rapprochant des questions proposées, les questions traitées devant la deuxième section.

Et puis tout est prévu dans le mode d'organisation proposé par M. Foster, tout excepté la question des langues, sur laquelle nous comptons revenir à la fin de ces articles.

On lit, en effet, encore à la page 27 des *Abstracts*;

Les membres du comité de la section de physiologie proposent :

1° De destiner la première partie de chaque réunion de section aux discussions des questions spécifiées dans le programme. Chaque membre de la section qui aura envoyé une communication se rapportant plus ou moins directement à un des sujets à considérer par la section, sera prié de prendre part à la discussion de ce sujet sur la base de sa communication.

(Nous ne saurions trop insister sur l'importance et la sagesse de cette dernière disposition.)

2° D'employer le temps qui restera après la clôture des discussions à la lecture des communications qui n'auront de rapport avec aucun des sujets dont la section s'occupera spécialement.

3° De consacrer les séances de l'après-midi à des présentations d'appareils et à la lecture des mémoires qui s'occupent d'instruments nouveaux ou de nouvelles méthodes de recherches.

En résumé, deux parties bien distinctes dans les travaux de la section. Pendant la première, on discute les grandes questions scientifiques à l'ordre du jour, en y rapportant autant que possible les découvertes récentes et les opinions personnelles des membres présents qui trouvent ainsi une belle occasion de les exposer et de les défendre.

Pendant la seconde, on entend les mémoires ne pouvant, en aucune façon, rentrer dans les grandes discussions générales.

Si l'on ajoutait à ces deux dispositions une mesure qui permit à tous les membres présents de comprendre et de suivre la discussion, partant d'y apporter au besoin son petit contingent, et nous verrons que cette mesure est loin d'être irréalisable, les congrès seraient véritablement une institution au-dessus de toute attaque, une institution dont la science pourrait très sérieusement profiter.

L'innovation du docteur Foster n'est, à proprement dire, qu'un essai, un essai comme il y en a eu dans d'autres sections. C'est ainsi que, dans la section des maladies de la gorge, quelques membres avaient été chargés d'ouvrir la discussion sur les divers sujets par un discours d'introduction (introductory paper) dans lequel l'auteur exposait les points litigieux et ses vues personnelles. Le discours sur *la nature et le traitement de l'ozène*, de M. Édouard Fournié est un exemple de ces *introductory paper*.

Et cependant, si l'on en juge par les résultats, l'essai du Dr Forster équivaut à un succès. Combien les travaux de la section de physiologie ont été intéressants ! Comme le compte rendu *in extenso* de ses séances pourra former un livre véritablement scientifique !

Hâtons-nous d'arriver à l'analyse aussi succincte que possible de ses remarquables travaux.

La section se constitue le jeudi, 4 août.

Le Président (prononce un discours inaugural d'un intérêt si soutenu, d'une importance si considérable que nous ne pouvons résister au désir d'en rappeler les passages principaux. N'est-il pas d'ailleurs du devoir de la presse de recueillir les idées qu'il y professe et de défendre énergiquement la science attaquée à Londres d'une façon vraiment inquiétante pour les progrès de l'avenir ?

J'ai cru bien faire, messieurs, dit le professeur Forster, en choisissant comme sujet de discours inaugural de cette section l'histoire de l'évolution de la physiologie en Angleterre.

Vous ne m'accuserez pas d'égoïsme national, car vous, les médecins de tous les pays réunis en grandes assises cosmopolites, vous savez bien que le vrai savant n'a pas de patrie, mais appartient à l'humanité.

Et puis, retraçant le passé scientifique de la Grande-Bretagne, j'aurai l'avantage d'exposer tout un chapitre de l'histoire de la physiologie.

La suite du discours montre de quel intérêt est ce chapitre, aussi nous garderons-nous bien de blâmer M. Foster de son choix.

Mais une autre raison bien plus forte encore pèse sur sa détermination. Le savant veut protester énergiquement contre une loi inique. Il veut revendiquer pour l'Angleterre l'honneur de demeurer à côté des autres nations dans la voie du progrès. Voyez, va-t-il dire aux représentants des deux mondes, voyez ce que nous avons fait, voyez combien notre rôle a été grand et sublime. Eh bien, l'État nous paralyse aujourd'hui, une mesure législative inspirée par une inqualifiable sensiblerie nous opprime. Et nous, les fils de William Harvey, nous, les descendants de Willis, de Wharton, de Hunter et de Charles Bayle nous sommes de par la loi condamnés à demeurer stériles (1).

Après avoir indiqué en quelques mots le sujet de son discours M. Foster entre franchement en matière :

(1) Il s'agit ici de la loi contre les vivisections.

· Un homme, dit-il, domine toute l'histoire de la physiologie en Angleterre, cet homme je ne l'apprécie pas, je le nomme, c'est Harvey.

Et dans un style à la fois imagé et concis Foster rappelle l'œuvre du maître, ses débuts, ses luttes, ses peines. C'est aujourd'hui seulement, messieurs, que l'Angleterre lui élève la statue qu'il a cependant si bien méritée.

A côté d'Harvey plaçons immédiatement Francis Glisson. Nous ne le connaissons plus guère que par la capsule qui porte son nom et par l'anatomie du foie qu'il publia en 1654. Mais combien d'autres travaux attirèrent justement sur lui l'attention de ses concitoyens. Recherché dans son style, logique dans sa dialectique, un peu vague peut-être dans ses travaux d'anatomie générale, il fit successivement paraître un travail : *De ventriculo et intestinis* : puis un autre : *De vita naturæ*, dans lesquels il touche aux problèmes les plus ardus de la physiologie moderne. A ce point de vue, je ne saurais trop vous recommander les pages qu'il consacre à l'étude de l'irritabilité musculaire, de cette propriété qui devait faire plus tard la fortune scientifique de Halles.

Contemporain et ami de Glisson, un autre savant d'une activité scientifique remarquable, illustrait par ses recherches anatomiques et physiologiques les universités de Cambridge et d'Oxford ainsi que la Société royale de médecine, dont il est un des premiers fondateurs ; j'ai nommé Wharton.

Et Willis, que ses travaux sur l'anatomie et la physiologie des centres nerveux, non seulement au point de vue fonctionnel, mais encore dans leurs rapports avec la psychologie placent également au premier rang ! Et Robert Bayle ! et l'encyclopédiste Robert Hook ! Et Richard Lower ! Et John Majow !

Que ces savants étaient puissants, messieurs, avec quel autorité ils s'imposaient à leurs contemporains. Un prêtre mourant, Arthur Coga, se laissait alors, sans la moindre hésitation et sur la prescription de ses médecins, injecter par Lower et King, au moyen d'une sonde d'argent, dix onces de sang de mouton dans les veines. Aujourd'hui que nous avons l'expérience de la transfusion, que nous possédons des appareils perfectionnés, trouverions-nous facilement des malades qui montrent tant de confiance dans les maîtres modernes ?

D'ailleurs, à ce moment, les grands savants sont nombreux dans toute l'Europe. Nous sommes au temps du philosophe Descartes, de l'anatomiste Malpighi, du mathématicien Borelli,

— Stenon, Bellini, Graaf, Redi, Ruysch, Swammerdam, Leuwenhoer, Vieussens, et tant d'autres illustrent les différentes chaires du continent. Aussi allons-nous voir, sous l'influence de ces esprits féconds la physiologie faire de très rapides progrès. Éclairés par le flambeau de William Harvey les savants, vont nécessairement découvrir les sources de la chaleur animale et les phénomènes mécaniques et chimiques de la respiration.

Et M. Foster suit l'évolution de la physiologie à travers les derniers siècles montrant le rôle joué par les professeurs des grandes universités britanniques, mais indiquant également avec impartialité les découvertes des auteurs étrangers.

Il arrive aux temps modernes et termine enfin par une péroraison toute empreinte de mélancolie et sur laquelle nous ne saurions trop insister :

Aujourd'hui, messieurs, les horizons s'élargissent, la science marche dans tous les pays à pas de géant. Certes, nous pourrions ne pas rester en arrière dans le domaine des sciences physiologiques; mais des obstacles inconnus au xviiie siècle et aux siècles précédents nous paralysent et rendent nos travaux impuissants.

Une idée, fatale à la science, a pu faire ici son chemin, peser sur la loi et entraver nos efforts. Voulons-nous marcher en avant, des mesures législatives et des décrets émanés de la Chambre des lords se dressent devant nous. Nous ne pouvons expérimenter qu'après en avoir obtenu spécialement la permission. Nous sommes à la merci de législateurs incapables de juger nos expériences et par cela même incompétents.

Comme autrefois Israël, nous soupirons, pauvres persécutés après la délivrance.

Puisse ce congrès devenir pour nous le point de départ d'une ère nouvelle! Puissent nos frères étrangers, témoins de nos entraves, provoquer dans leur pays un mouvement énergique en faveur de l'expérimentation, la première de toutes les méthodes pour l'étude des phénomènes de la vie !

Qu'ajouterai-je que vous ne sachiez, messieurs ? N'a-t-on pas écrit des volumes pour la défense de notre cause !

Ce qui était vrai au temps de Willis l'est encore aujourd'hui et je ne saurais mieux terminer ce discours qu'en citant textuellement les lignes suivantes que je trouve dans la préface de son Anatomie du cerveau : « Nam aut hac via scilicet per vulnera et mortes per Anatomiam et quasi cœsareo partu in lucem prodibit veritas, aut semper latebit. » —

Le discours de M. Foster, écouté avec recueillement, produit sur l'auditoire l'impression la plus vive. Espérons que les paroles de ce courageux savant seront entendues, et qu'il n'aura pas protesté en vain.

La vieille fille de Londres qui ne voit dans les expériences physiologiques que le massacre de son singe, de son chat ou de son perroquet, les seuls êtres qu'elle ait jamais aimés, a pu dans un moment de surprise, arracher une loi ridicule à la Chambre des lords, — mais l'homme intelligent, l'homme qui connaît les affections véritablement élevées, qui comprend la passion du savant, ne saurait céder plus longtemps à des influences aussi mesquines.

L'humanité souffre et tout le monde doit chercher à améliorer son sort. Que les respectables *ladies* distribuent en paix leurs brochures, mais qu'elles se gardent d'entraver les efforts du penseur qui, dominant sa répugnance, va chercher dans les entrailles des bêtes le moyen de faire un peu de bien à ses semblables.

Après le discours du président, discussion sur la localisation des fonctions dans l'écorce du cerveau. M. Ed. Fournié devant prochainement faire de ce sujet l'objet d'un article spécial, nous nous contentons de rappeler au passage combien les orateurs du Congrès ont été intéressants et serrés dans leur argumentation.

Le soir de cette première journée le Dr Bocci présente à la section une canule pour les fistules gastriques — le Dr R. Ewald un moulin à sang et quelques autres instruments. — Enfin, M. W.-H. Gaskell lit un mémoire dans lequel il expose les différentes opérations à faire pour examiner l'action du pneumo-gastrique sur le cœur. — Le manuel opératoire est bien exposé et à ce point de vue le mémoire de M. Gaskell peut rendre des services à ceux qui débutent. Mais nous ne remarquons rien de nouveau dans ce travail. Les conclusions de M. Gaskell sur l'action du pneumo-gastrique sont également celles de tous les expérimentateurs.

Le 5 août. — Discussion sur le mécanisme régulateur de l'action du cœur, ouverte par le professeur François Franck. — Le savant étudie la question à deux points de vue. Considérant d'abord les organes qui président physiologiquement aux mouvements de l'organe central de la circulation, il étudie longuement l'influence du grand sympathique et du pneumo-gastrique, — puis, il remonte plus loin et cherche à délimiter les centres respirateurs. Enfin, il examine l'influence de tous les organes de l'économie (cerveau, poumons, foie, reins, etc.), qui peuvent à un moment donné modifier le rythme du cœur.

Ces notions posées, le professeur Franck arrive à la seconde partie de son discours et parle des agents capables d'agir sur le cœur — du tabac, de la digitale, du café, de l'alcool, etc.

Tant il est vrai de dire que les sciences médicales s'enchaînent et qu'entraver la physiologie, c'est en même temps porter atteinte à toutes les autres.

Après le professeur Franck, nous entendons le professeur Wood, de Philadelphie, dans une discussion sur la chaleur animale.

Les professeurs Gaskell, Ewald et Sheridan Lea, font des présentations d'instruments. Enfin M. Ed. Fournié montre aux membres de la section un appareil représentant artificiellement le larynx. la langue et la bouche, c'est-à-dire tous les organes de la phonation. M. Fournié est arrivé à la confection de cette merveilleuse machine, qui fonctionne, hâtons-nous de l'ajouter, de la façon la plus satisfaisante par l'analyse attentive et complète de toutes les conditions dans lesquelles se produisent la voix et la parole. C'est donc une œuvre de synthèse physiologique qu'il présente au Congrès.

6 et 7 août. — Pas de réunion.

8 août. — (*a*) Discussion sur les apparences microscopiques des muscles striés pendant le repos et pendant la contraction. Ouverte par le professeur Rutherford.

(*b*) Discussion sur la structure primitive des cellules. Ouverte par le Dr Klein.

Nous n'insistons pas sur ces deux premiers sujets. Ils relèvent en effet bien plutôt des sciences anatomiques que de la physiologie.

A deux heures, M. le professeur Douders fait une communication sur la sensation des couleurs, au point de vue de sa durée, de son intensité, de ses anomalies. Il expose le mécanisme du daltonisme congénital et acquis, et termine en indiquant les moyens qui peuvent enrayer sinon guérir cette infirmité.

Le professeur Dastre indique les caractères physico-chimiques des lécithines. Enfin plusieurs membres font des présentations d'appareils sur lesquels nous n'avons pas à nous étendre.

9 août. — (a) Discussion sur la question des nerfs vaso-dila-tateurs, ouverte par le professeur Morat.

(b Dr Pavy. — « Nouvelles recherches et démonstrations ayant rapport à la théorie du glycogène. »

On connaît la compétence du Dr Pavy dans les questions de physiologie hépatique. On ne sera donc pas surpris d'apprendre que sa communication a été écoutée avec le plus vif intérêt, et cependant le Congrès était à sa dernière heure.

Résumons-la en disant que tout en approuvant le plus grand nombre des données émises par Cl. Bernard, particulièrement sur les fonctions du quatrième ventricule, le Dr Pavy a de la tendance à moins localiser la fonction glycogénique. La rate et le corps thyroïde, le thymus et tous les organes lymphoïdes ne seraient pas étrangers à la formation de la matière gly-cogène.

Peut-être un jour consacrerons-nous tout spécialement un article à l'exposition des idées du Dr Pavy.

Mais aujourd'hui l'espace nous manque et nous devons né-cessairement nous contenter de très succincts résumés. N'avons-nous pas, en effet, encore à analyser les travaux de treize sections.

On le voit par ce que nous venons d'exposer, six seulement des questions posées à l'ordre du jour par les membres du comité de la section de physiologie ont été discutées à fond. Mais combien nous préférons ces six grandes discussions aux communications souvent mauvaises, toujours trop nombreuses pour être intéressantes des autres sections.

Encore une fois, l'avenir du Congrès est dans cette voie. Nos compliments donc à M. Foster qui s'est montré d'ailleurs, sous tous les rapports, président de section si parfait.

SECTION III. — ANATOMIE PATHOLOGIQUE.

Président : Dr Samuel Wilks, F. R. S. — *Vice-Présidents :* Dr Bristowe, F. R. S., Jonathan Hutchinson, esq., prof., Burdon Sanderson, M. D., L. L. D., F. R. S.— *Secrétaires :* Dr Payne et Marcus Beck, esq., M. S.

Un mot d'abord sur la délimitation exacte des attributions de la section. Les programmes anglais la classent sous l'éti-quette : *Pathology and morbid anatomy.* En traduisant : anatomie pathologique, nous cherchons donc plutôt à rendre l'esprit que la lettre. Les travaux de pathologie pure ne sauraient en effet y être englobés puisqu'il y a une section de médecine et une section de chirurgie. Et pourtant, si nous nous en rapportons aux communications faites et surtout au discours du président, il est bien évident que les savants n'entendent pas y exposer exclusivement les lésions et les altérations du corps humain.

Sans doute le mot *pathology* doit être pris ici surtout dans le sens d'évolution morbide des tissus. La traduction qui rendrait le mieux, dans notre langage scientifique, l'idée des organisateurs du congrès serait donc celle de physiologie et anatomie pathologiques. Comme tout le monde, nous nous sommes contenté de reproduire la dernière partie de la phrase. Mais nous devions donner la raison de cette conduite, afin de ne pas étonner le lecteur, quand nous analyserons le discours du Dr Samuel Wilks.

Hâtons-nous d'ajouter que, même renfermée dans les étroites limites de l'anatomie pathologique, la troisième section n'en demeure pas moins une des plus importantes, sinon la plus importante, du congrès. Est-il une science, en effet, qui passionne plus ardemment les esprits médicaux que l'étude des tissus malades? En est-il une à laquelle on ait plus sacrifié toutes les autres depuis quelques années et qui ait fait des progrès aussi sensibles ?

Aussi ne craindrons-nous pas de nous appesantir quelque peu sur ce chapitre de nos comptes rendus. C'est ici en effet, que se discutent les questions les plus ardues, mais aussi les plus attrayantes et les plus modernes de la science du médecin.

Spontanément, les membres de la section ont adopté l'ordre de travail proposé par le Dr Foster. Trois questions particulièrement intéressantes les arrêtent et deviennent le point de départ de discussions générales.

Puissent les président des Congrès de l'avenir ne pas perdre de vue des faits aussi éloquents !

La section s'organise dès le 3 août avec une activité qui fait le plus grand honneur à M. Wilks. A peine la séance générale d'inauguration est-elle terminée que tout le bureau est à son poste. Le président va prononcer immédiatement son discours d'ouverture. De cette façon les savants pourront commencer leur discussion le 4 août, au moment où les autres sections ne seront pas encore constituées.

Discours du docteur Samuel Wilks.

Soyez les bienvenus parmi nous, messieurs et chers confrères. En vous recevant, en effet, ce n'est pas à des étrangers que nous faisons l'hospitalité, mais à des amis. Nous ne pouvions leur serrer la main, car des océans et des continents nous séparaient, mais nous n'en étions pas moins unis de cœur et d'esprit, nous n'en vivions pas moins dans une étroite communion d'idées, rapprochés par l'amour de la plus intéressante et de la plus noble des sciences.

J'aurais été heureux d'inaugurer cette section en prononçant une allocution générale, mais votre temps est si précieux que je n'en veux pas détourner un seul instant.

Laissez-moi cependant jeter un rapide coup d'œil sur le vaste sujet qui nous occupe. Jamais plus grande question ne passionnera l'esprit humain car elle touche aux grands problèmes de la vie, de la maladie et de la mort. — Nous allons, Messieurs, approfondir ensemble les lois mystérieuses de la pathologie :

On a donné bien des définitions du mot pathologie; la meilleure est assurément celle qui, la mettant en parallèle avec la physiologie, la science de la vie à l'état anormal, la considère comme la science de la vie à l'état normal. Et cependant que de reproches nous pourrions encore adresser à cette façon de voir. Où commence l'état morbide? Où finit l'état normal? Doit-on considérer comme anormales les modifications que l'âge apporte dans les tissus? Non, évidemment, sans quoi la vie normale devient pour nous un idéal exclusivement réservé à quelque privilégié de l'âge d'or. Et telle, hélas n'est pas la vie que nous observons. Avec le temps s'altèrent les os, les cartilages, les poumons, le cerveau et tous les autres organes. Et ces modifications, bien que pathologiques, ne sont pas plus anormales qu'en automne la chute de la feuille du chêne desséchée et jaunie.

L'exorde du discours se termine par cette comparaison gracieuse, nous le reconnaissons... mais malheureuse, car la feuille du chêne, n'en déplaise à M. Wilks, ne tombe qu'au printemps, mais gardons-nous d'insister sur un point aussi secondaire... D'ailleurs, le savant va nous le dire bientôt lui-même, nous connaissons si peu la pathologie comparée!

Divisant alors son sujet, M. Wilks distingue une première variété de faits morbides, constituée par la dégénérescence prématurée des tissus. — Deux ordres de causes peuvent y conduire : la faiblesse congénitale de certains organes et leur surmenage fonctionnel. — Que la force de résistance soit vaincue, et l'homme est malade. — D'ailleurs l'existence entière est une combustion, une lutte de laquelle la mort sait tôt ou tard sortir victorieuse. Le terme est plus ou moins éloigné suivant l'animal; il arrive après dix ans chez le chien, après un siècle chez le perroquet, sans que nous puissions aucunement expliquer cette différence de longévité, mais il arrive d'une façon fatale.

M. Wilks énumère alors les conditions de milieu qui peuvent hâter la dégénérescence. C'est le plus souvent aux excès, dit-il, et à l'irrégularité dans l'alimentation qu'il faut, par exemple, rapporter le développement de la goutte et du mal de Bright, si fréquents en Angleterre. Question d'étiologie d'un intérêt trop grand, trop capital, pour ne pas fixer notre attention, surtout dans nos pays où la civilisation semble pour ainsi dire les multiplier.

Heureusement une force contraire préside dans notre organisme à la réparation de ces effets pernicieux, la force vitale de la *natura medicatrix*. N'est-ce pas elle qui dans un poumon tuberculeux limite le mal, l'enkyste, et lui coupe pour ainsi dire les vivres en oblitérant les vaisseaux?

Passons à une seconde classe de maladies : les maladies parasitaires. Doivent-elles être considérées comme une forme anormale de l'existence suivant la définition que nous avons adoptée? — Non, messieurs. — Que le parasite microscopique constitue l'essence de quelque virus, que plus volumineux il s'attaque franchement aux tissus et les détruise, le phénomène est toujours le même. Il y a lutte entre plusieurs organismes différents. — La victoire restera à la force. — L'homme sera tué moins vite et moins sûrement que par un serpent, mais il n'en sera pas moins tué et tout encore se sera passé d'une façon normale.

La contemplation de ces phénomènes, ne nous amène-t-elle pas à cette idée, que nous devrions encore étendre le domaine de notre science et rechercher les lois qui président aux maladies des animaux et des plantes? Que d'enseignements précieux nous pourrions tirer de cette étude de la pathologie comparée! Quelle mine féconde pour l'explorateur qui saurait y consacrer son intelligence et son activité! — Les philosophes eux-mêmes le comprennent et M. Wilks cite à ce propos une phrase empruntée à l'*Histoire d'Angleterre*, de Buckle.

Maintenant, poursuit-il, je dois ajouter que la voie vient d'être en partie tracée par notre compatriote sir James Paget dans son Traité de pathologie élémentaire.

Ces paroles de l'orateur anglais rappellent involontairement à notre esprit une grande intelligence trop tôt disparue, ravie à la science et à l'enseignement de Paris. Le professeur Gubler, en effet, avait, lui aussi, compris la nécessité d'un travail de pathologie comparée. Il allait explorer le monde végétal et se disposait déjà à mettre de l'ordre dans les matériaux qu'il avait recueillis à cet effet, lorsque la mort le surprit. Que n'a-t-on pu évoquer ce souvenir au Congrès de Londres!

Poursuivant son discours, M. Wilks dit que dans les maladies parasitaires la connaissance des lois de l'évolution et de la sélection naturelle donnerait sans doute la clef de bien des phénomènes pathologiques — en nous montrant pourquoi les animalcules se développent plutôt dans un milieu que dans un autre, y déterminant des lésions parfois fort dissemblables.

Reste une dernière classe de maladies, celle des néoplasmes. En nous faisant connaître leur structure, en indiquant les analogies qu'ils présentent parfois avec les tissus normaux, l'histologie nous apprend que plusieurs peuvent être sous la dépendance d'une cause accidentelle; c'est déjà nous tracer la voie dans laquelle on trouvera la guérison.

Ces courtes remarques, messieurs, vous prouvent combien est défectueuse la définition que l'on donne généralement de la pathologie. Le sujet est trop vaste pour être englobé dans une phrase aussi petite. Mais si ses côtés sont multiples, vous n'en êtes pas moins prêts à l'illustrer sous toutes ses faces. — A l'œuvre donc!

Les travaux commencent dès le 4 août.

Trois grandes questions, avons-nous dit, toutes les trois d'anatomie pathologique générale absorbent principalement les séances de la troisième section : le tubercule, le rôle pathologique des infiniment petits et le mal de Bright.

Mais des communications nombreuses et fort remarquables n'en sont pas moins produites sur des sujets différents.

Montrons d'abord, dans une analyse d'ensemble, quelles ont été, sur les premiers points, les opinions des savants illustres présents au Congrès.

De la tuberculose. — Graucher, Virchow, Wilson Fox, Green, Treves et beaucoup d'autres histologistes sont présents. C'est dire combien la discussion est animée, combien elle est intéressante. Et cependant nous ne chercherons pas à en donner l'analyse complète. La Société médicale des hôpitaux a, en effet, étudié le même sujet cette année même. Un des collaborateurs de la *Revue* doit prochainement publier dans le journal une étude complète de la question en France. Rien au Congrès de Londres n'a été produit qui n'ait été dit dans notre Société savante. Ce serait donc trop insister sur une question d'ailleurs encore à l'étude. Et puis, nous devons le proclamer, si les savants présents s'étendent aussi complètement que possible sur la structure anatomique du tubercule, s'ils ne craignent pas d'aborder ce point nouveau d'étiologie qui ferait de la lésion la manifestation d'un virus (?) hétérogène — beaucoup d'autres côtés néanmoins sont laissés dans l'ombre et particulièrement celui des rapports de la tuberculose avec la scrofule.

Voici les idées qui paraissent avoir rallié le plus de partisans sur l'anatomie du tubercule. Nous les trouvons en partie dans la communication du Dr Frédéric Treves.

Le tubercule représente une certaine étape ou degré d'une forme d'inflammation particulière. On ne peut le considérer comme néoformation que dans le sens de néoformation inflammatoire. Les caractères principaux de l'inflammation qui produit les tubercules sont les suivants : elle est généralement d'une durée chronique et causée par de légères irritations. L'exsudation est très riche en cellules et présente parfois de très grands corpuscules ressemblant à des noyaux (Rindfleich), qu'on peut regarder comme à peu près caractéristiques de ce processus. Ces produits résistent à la résolution et restent dans les tissus. De bonne heure, on observe une absence de vaisseaux de cette partie. Ordinairement une transformation dégénérative s'ensuit, le plus souvent la dégénérescence caséeuse. Si le processus atteint un certain degré, des cellules géantes apparaissent constituant le véritable tubercule.

Du développement des tubercules dans les ganglions lymphati ques. Les premiers symptômes sont ceux d'une simple inflammation. Jamais des cellules géantes ou des tubercules proprement dits n'apparaissent dès le début. Ces produits indiquent une certaine étape du processus. Il est possible que cette étape ne soit jamais atteinte et que les ganglions, pourvu que l'affection soit suffisamment grave, deviennent caséeux avant qu'aucune cellule géante, qu'aucun tubercule aient été vus. Plus l'inflammation est chronique, moins elle est intense et plus le

tubercule a de chance de se produire. A ce point de vue donc
il représente le dernier terme du processus que nous étudions.
Les cellules géantes ne sont pas caractéristiques du tubercule.
Elles ne sont que des coagula lymphatiques et indiquent la cessation de toute circulation de lymphe.

Histologie du tubercule. Voici comment le comprend M. Frédéric Treves, (Nous copions textuellement l'analyse des *Abstracts*).
« Le tissu cellulaire des ganglions lymphatiques, le siège
de l'inflammation chronique est généralement arrangé dans
des zones circulaires. S'il est quelque peu ouvert dans ces
zones et qu'une cellule géante soit introduite, on aura l'aspect
d'un tubercule. Le stroma réticulé de la partie affectée n'offre
pas de changements constants, tels que différents auteurs ont
prétendu, mais conserve exactement la même organisation que
le tissu cellulaire environnant. Dans bien des formes de tubercule la cellule géante est au bord; dans d'autres, il n'y en a
pas; beaucoup ont une forme ovale ou des contours tout à fait
irréguliers. Ici aussi, je soutiens que la cellule géante n'est que
de la lymphe coagulée qui remplit par sa substance une certaine partie du réticulum dans lequel elle se trouve. Souvent, à
mesure que la masse se transforme, le stroma réticulé revient
en vue et alors on peut voir qu'il est relié au tissu *ambiant* par
les prolongements des cellules géantes.

Au point de vue de l'étiologie du tubercule, voici les opinions émises par le Dr. C. Creighton, M. D. Il a examiné
bien des fois les organes des sujets de tous les âges morts de
tuberculose. — Et cet examen n'a pas permis au savant de trouver dans le corps de lésion primitive dont on pût
faire dépendre les autres lésions. Au contraire les tubercules
des membranes séreuses, des glandes lymphatiques, des poumons et des viscères doivent être considérés comme contemporains. — Ils sont également sous la dépendance d'une infection initiale, et cette infection, dit l'auteur, doit être rapportée
à un virus venu du dehors. Quelle est maintenant la nature
de ce virus? — L'auteur ne le dit pas. — Mais plusieurs orateurs présents, la plupart, professeurs d'universités allemandes
n'hésitent pas à le considérer comme constitué par des organismes inférieurs.

Quoi qu'il en soit, M. C. Creighton, s'étend longuement sur
son idée d'une intoxication virulente primitive, suivie plus tard
d'accidents tuberculeux secondaires et tertiaires. Il se passe,

dit-il, dans ces cas quelque chose d'absolument analogue à ce que l'on voit si bien dans l'évolution de la syphilis.

D'ailleurs, il n'est pas le seul qui professe ces idées. En 1868, Klebs les exposait déjà en partie dans les *Archives de Virchow*. Il est vrai qu'il a contre lui Schüppel qui considère que la tuberculose peut débuter comme formation primaire dans les glandes lymphatiques et dans les membranes séreuses et synoviales. Rindfleisch également ne partage pas son opinion tout en admettant en effet, la tuberculose primaire secondaire et tertiaire, il place la succession des phénomènes sous la dépendance de l'évolution des lésions primitives, idée bien différente, on le voit, de celle d'une infection initiale et d'origine virulente.

Du rôle pathologique des infiniment petits. — Les organismes inférieurs occupent actuellement trop de chercheurs, ils tiennent dans l'évolution de la science, dans les discussions des Sociétés du monde entier une place trop importante, pour qu'on les laisse dans l'ombre à un congrès de médecine international. Aussi avons-nous dû en subir les descriptions minutieuses, les fonctions multiples, les transformations si variables, suivant la nature des microbes..... suivant aussi l'observateur qui les décrit.

Un chirurgien bien connu, disait à son concurrent à l'agrégation : « Il y a dans votre thèse, beaucoup de choses bonnes et beaucoup de choses nouvelles. Malheureusement les choses bonnes ne sont pas nouvelles, et les choses nouvelles ne sont pas bonnes. »

A quelques exceptions près, que nous aurons le soin de signaler tout spécialement au passage, nous pourrions adresser la même critique, aux productions du congrès sur les infiniment petits.

Très bonnes, en effet, les idées émises par Lister dans un discours justement remarqué sur les rapports des organismes miscroscopiques avec les processus morbides dans les traumatismes, mais connues depuis trop longtemps pour que nous en fassions ici l'analyse. Il est juste d'ajouter que s'il est au monde un homme qui ait le droit d'exposer *ex professo* l'état de la science sur ce point, c'est assurément le grand chirurgien si connu par l'impulsion qu'il lui a lui-même imprimée.

Très bonnes également les idées contenues dans le discours du professeur Klebs, de Prague, sur les rapports des infiniment petits avec certaines maladies spécifiques, mais imprimées depuis plus de dix ans dans les archives allemandes, et, défendues par ce savant lui-même, ainsi que par un grand nombre d'autres histologistes.

Il est vrai que sur le même sujet le professeur Fokker de Groningen trouve le moyen de faire une communication absolument nouvelle. Mais cette communication en a-t-elle plus de valeur! Il faudrait être le professeur Fokker lui-même pour l'affirmer.

On doit admettre, dit-il, que les virus des maladies contagieuses sont constitués par des organismes, mais il est peu probable que les organismes que l'on trouve dans les autres maladies soient de nature spécifique.

On doit plutôt croire qu'il n'y a qu'une espèce de schizomycètes qui, suivant le milieu et les conditions dans lesquels elle se trouve, peut prendre différentes formes et se montrer sous l'aspect du micrococcus, du bacillus, du spirillum etc., tandis qu'elle est à même, indépendante de la forme sous laquelle elle se développe, de reproduire les différents virus qui sont la cause des maladies contagieuses. Ces *microbes* font une partie intégrante du corps des animaux ; il est probable qu'ils prennent aussi une part active dans les décompositions chimiques du corps sain, tandis qu'ils reproduisent les virus qui naissent ou sont introduits dans le corps.

Vous avez bien compris, *Deus ex machina* de la pathologie, nouveau protée capable de revêtir différentes formes pour mieux cacher son jeu, l'infiniment petit emploie les loisirs que lui donne la santé à présider aux décompositions chimiques de l'organisme. Vienne un virus de quelque nature qu'il soit et le voilà qui change de fonction et se fait messager du mal qu'il transporte dans tous les points du corps. C'est simple comme hypothèse, c'est clair et en même temps très original.

« C'est M. Nageli, poursuit le professeur de Groningen, qui a le premier avancé cette doctrine » (Quel dommage pour M. Fokker !) « Selon lui toutes les fonctions qu'exercent les schizomycètes ne sont déterminées que par leur adaptation, et, dans la pluralité des cas, c'est la fonction qui détermine aussi la forme sous laquelle ils se développent (où étiez-vous M. J. Guérin!). Mais je désire encore aller plus loin et conclure de mes observations que tel microbe qui produit telle maladie spécifique; et par prédilection, se développe sous une des formes que peuvent prendre les schizomycètes, peut produire encore la même maladie quand il est forcé par les circonstances de se produire sous

une autre forme, en d'autres termes, que l'aspect morphologique dépend chez les schizomycètes d'autres conditions et n'a
aucune influence sur la fonction ».

Croyez donc maintenant aux descriptions si complètes que
l'on vous donne tous les jours du microbe de telle ou telle
maladie !

L'avenir de la science est peut-être dans la voie des infiniment petits ; peut-être tirerons-nous quelque jour des recherches si nombreuses pratiquées de tous côtés sur leur nature de
sérieux et réels bénéfices. Mais il faut le reconnaître, la question est encore bien embrouillée. Que de contradictions, en
effet, dans les communications produites au congrès de Londres!
Que de contradictions même dans les faits observés par le
même savant !

C'est ainsi qu'avec une bonne foi scientifique dont nous ne
saurions trop le féliciter M. H. Vandyke Carter M. D., dans une
communication sur les sporules du sang dans la fièvre de rechute, arrive aux conclusions suivantes :

Voici les données qui prouvent l'existence d'une réelle connexion entre la contamination du sang par les sporules et les
attaques pyrétiques de la fièvre de rechute.

1. L'infection est toujours suivie de fièvre ;

2. Pendant l'arrivée et les progrès de la fièvre, les parasites
du sang augmentent;

3. Ils disparaissent avec la cessation de la fièvre ;

4. Par le contact avec le malade, ou par l'inoculation du
sang contenant des sporules ou leurs germes, la pyrexie peut
être reproduite chez des sujets anciens ou nouveaux.

Les données suivantes, au contraire, exposent les conditions
modifiant au moins la connexion établie ci-dessus.

1. La présence des parasites du sang pendant plusieurs
heures ou un ou deux jours antérieurement à la fièvre ;

2. Le début soudain de la pyrexie n'est pas précédé ou accompagné de l'augmentation visible de la proportion des sporules ;

3. L'absence de relation fixe entre les variations de forme
et d'intensité de la fièvre et la variation du nombre des organismes;

4. La persistance des sporules pendant la défervescence ef-
fective par lysis) *Abstracts*, I. 33).

Parmi les communications très bonnes, mais peu nouvelles,
faites à la troisième section sur les infiniment petits, signa-

lons encore celle du Dr George Harley, F. R. S. dans laquelle nous ne relevons qu'un point véritablement intéressant. Pour ce savant, « le développement et la multiplication des germes dans le corps humain, quoique étant, au point de vue clinique, un vrai processus pathologique, sont, cependant, au point de vue chimique strict, un processus absolu de fermentation, accompagné d'une production de chaleur et d'une décomposition de matière organique, comme dans tous les autres processus de fermentation. Nous n'insistons pas sur le reste de la communication dans laquelle l'auteur expose longuement les accidents primaires, secondaires et les troubles généraux des maladies virulentes.

Terminons cette analyse déjà longue des communications sur le rôle du micrococcus, par le remarquable travail de William Osler, M. D., M. R. C. P., sur l'endocardite ulcéreuse ou infectieuse. Là, du moins nous allons trouver des choses nouvelles et très bonnes. Mais notre appréciation générale n'en demeure pas moins intacte. M. Osler ne parle des infiniment petits que pour nier leur influence sur le processus pathologique qu'il décrit.

Pour ce savant, l'endocardite ulcéreuse serait 7 fois sur 12 en relation avec la pneumonie lobaire. On l'observerait encore dans l'endocardite scléreuse chronique, dans les nécroses, etc. Quant au rhumatisme il la déterminerait beaucoup plus rarement qu'on ne le croit.

Passant en revue les lésions locales et générales (rate, reins, intestins, cerveau) de l'affection, M. Osler décrit enfin les micrococci qu'il a presque constamment trouvés dans ses autopsies; seulement, comme on les rencontre dans beaucoup d'autres maladies, il ne croit pas qu'ils présentent aucun rapport spécial avec les troubles de l'endocardite ulcéreuse.

En résumé beaucoup de discussions sur la question des infiniment petits, des communications nombreuses et peu de lumière. Pasteur, Jules Guérin, Béchamp de Lille, sont présents, Lister, Roberts de Manchester, le docteur Charlton Bastian prennent également part à la lutte. Les lecteurs de la *Revue* ont suivi les séances de l'Académie. Quels arguments nouveaux aurait-on pu produire au Congrès de Londres ?

Quoi qu'il en soit nous n'insisterons pas plus longuement sur ce chapitre. La question d'ailleurs est encore trop à l'étude, elle est trop différemment appréciée par des hommes d'une

égale valeur pour que nous nous permettions de nous prononcer
ici dans un sens plutôt que dans l'autre.

Des néphrites. — Nous sommes dans la patrie de Bright.
Il n'est donc pas extraordinaire de voir les savants anglais consacrer plusieurs séances à l'étude d'une question pour ainsi
dire nationale, et en tous les cas sur certains points encore
bien obscure. C'est d'ailleurs un Français, le professeur Bouchard,
qui apporte la première pierre à l'édifice. Nous reproduisons
d'autant plus volontiers ici les conclusions de sa communication, qu'elle présente un intérêt considérable et établit une
transition heureuse entre la question des infiniment petits et
celle des affections du rein proprement dites.

On sait, dit le professeur de Paris (*Abstracts*, p. 49) qu'il
existe au cours d'un grand nombre de maladies infectieuses
des albuminuries généralement transitoires. — On sait, que
dans un certain nombre de ces maladies, on constate des
symptômes urémiques. On a constaté dans plusieurs de ces maladies les lésions de la néphrite. On sait donc, qu'il peut survenir dans les maladies infectieuses, des symptômes d'une
néphrite que l'autopsie a vérifiée. — Ces néphrites des maladies
infectieuses sont des *néphrites infectieuses.*

Ce qui le prouve :

C'est que pendant la vie, on trouve dans les urines, le
même agent infectieux que dans le sang et dans les humeurs
pathologiques.

C'est que l'agent infectieux, se rencontre seulement dans les
urines qui renferment l'albumine et les éléments figurés révé-
lateurs de la lésion rénale.

C'est que ces agents infectieux disparaissent des urines en
même temps que l'albumine. — C'est que, dans les cas mortels, les mêmes agents sont trouvés en abondance dans le tissu
rénal.

C'est que, enfin, dans les cas où les constatations précédentes
ont été faites, le rein présente les caractères anatomiques de
la néphrite.

Toutes les albuminuries qui peuvent survenir au cours de
maladies infectieuses ne sont pas nécessairement attribuables à
une néphrite infectieuse ou même à une néphrite quelconque.

Il peut y avoir, dans les maladies infectieuses, des albuminuries par néphrite infectieuse et des albuminuries dyscra-
siques.

L'albumine présente dans ces deux sortes d'albuminurie des caractères physiques différents.

Les néphrites infectieuses, avec les caractères indiqués plus haut, ont été déjà constatées dans quinze maladies infectieuses.

Les néphrites infectieuses peuvent être le point de départ des néphrites chroniques.

L'urine peut être l'un des agents de transmission des maladies infectieuses.

Après la communication du Dr Bouchard une discussion générale s'engage sur les rapports des maladies des reins avec les autres affections de l'organisme et réciproquement sur l'influence des maladies générales considérées comme point de départ des lésions rénales. Sir Wm. Gull, M. D., et le Dr H.-G. Sutton, M. B., ouvrent ce tournoi scientifique en présentant une communication sur le côté le plus important de la question ; ils exposent, en effet, les relations des maladies du rein avec les dérangements de la circulation et les changements organiques du cœur et des vaisseaux sanguins. Leur travail comprend six propositions différentes. C'est en examinant ces propositions que les savants étendent le champ de la discussion et la portent sur un terrain plus général.

1re proposition.—La maladie des reins peut être associée avec des changements dans la circulation attaquant diversement le cœur ou les vaisseaux sanguins, ou en devenir la cause, suivant la nature et le siège de la dégénérescence morbide du tissu du rein. Ex : néphrite vasculaire (artérielle ou veineuse) ou tubulaire ou mixte (parenchymateuse).

La seconde partie de la proposition est à peine discutée. Qui n'admet en effet l'hypertrophie du cœur et les dilatations vasculaires consécutives au mal de Bright?

Il n'en est pas de même de la première sur laquelle s'engage la controverse la plus vive. Doit-on croire à une coïncidence simple quand il y a simultanément maladie rénale et lésions cardio-vasculaires ?

Ainsi ne le pensent pas MM. George Johnson et surtout M. Lancereaux qui expose dans un langage précis et remarquablement scientifique le double mécanisme en vertu duquel, d'une part le rein malade peut modifier l'état du cœur et des vaisseaux, et d'autre part les vaisseaux lésés amènent fréquemment des troubles, transitoires d'abord, puis bientôt permanents, de l'organe rénal. La coïncidence simple des deux groupes d'affections est extrêmement rare et l'on ne doit l'admettre que dans le cas où une maladie générale (syphilis, cancer) les touche simultanément ce qui encore, est l'exception comme on va le voir au paragraphe suivant.

2° proposition. — La maladie du rein peut dépendre de causes primitives affaiblissant la circulation générale. Ex. : défaut de nutrition, phthisie, fièvres, diathèse scrofuleuse, alcoolisme, syphilis.

C'est sur cette seconde proposition que s'engage la discussion principale. Toutes les maladies énumérées par Gull peuvent en effet déterminer le mal de Bright. Mais est-ce bien en affaiblissant la circulation générale.

Lancereaux s'élève vivement contre cette affirmation. La syphilis et l'alcoolisme, dit-il, agissent directement sur le rein dans la plupart des cas. Et il expose sommairement les idées particulières que chacun lui connaît en France sur ce chapitre de physiologie pathologique. Que si le mal de Bright se développe d'une façon exceptionnelle, consécutivement aux troubles cardio-vasculaires déterminés par l'alcoolisme et la syphilis, ce n'est pas l'affaiblissement circulatoire qu'il faut accuser, mais les lésions somatiques de cet appareil cardio-vasculaire.

Dans la tuberculose d'ailleurs, dans la scrofule sur laquelle la science n'a pas encore dit son dernier mot, comme dans tant d'autres maladies, c'est moins au trouble fonctionnel qu'à la production néoplasique qu'il faut demander l'explication du développement des néphrites que l'on observe. Après M. Lancereaux, le docteur G. Johnson expose à son tour la physiologie pathologique des néphrites dans un grand nombre de maladies. Pour l'orateur également, il ne faut admettre que d'une façon très exceptionnelle l'influence de l'affaiblissement circulatoire.

D'autres savants enfin rappellent les néphrites chirurgicales, et les néphrites de fièvres graves, qui toutes échappent au mécanisme invoqué par M. Gull.

Le docteur Sutton répond de son mieux aux différents orateurs. Et l'on passe à l'examen des propositions suivantes :

3e proposition. — L'action défective de la fonction du rein a une influence débilitante sur la circulation et la nutrition générale. Les tissus deviennent obstrués par l'œdème, affaiblis par l'anémie et l'urémie et généralement atrophiés. Exemple : rein gros, granuleux, blanc, rein chirurgical.

4° proposition. — La maladie du rein peut dépendre de

causes primitives qui tendent à produire l'épaississement du cœur et des vaisseaux sanguins en général et aussi l'obstruction de la circulation interstitielle à travers les tissus.

Exemple : Dégénération fibreuse artério-capillaire, dégénérescence climatérique.

C'est ce que plusieurs orateurs viennent d'exposer. Aussi font-ils justement remarquer à M. Gull que ses propositions se contredisent, du moins en partie.

5° proposition. — La question des effets produits par la maladie du rein sur la circulation générale peut souvent être transposée avec avantage, c'est-à-dire considérée au point de vue de l'influence des dérangements de la circulation générale sur le développement du mal de Bright.

6° proposition. — Beaucoup de changements morbides de certains organes considérés jusqu'ici comme causés par l'anémie peuvent être attribués à une dégénérescence des tissus capillaire et interstitiel (atrophique, anémique, effusive, fibroïde) et être indépendants d'une sécrétion rénale défective.

Une seconde discussion générale s'engage, celle-ci sur l'histologie du mal de Bright. C'est le professeur Grainger Stewart, N. D., d'Edimbourg, qui la soutient. Pour ce savant, mal de Bright est un terme générique comprenant toute une série de maladies. L'étude pathologique et clinique combinée, nous permet, dit-il, de reconnaître plusieurs formes distinctes, plusieurs périodes dans chaque forme, et des combinaisons de plusieurs formes.

Évidemment M. Grainger Stewart est dans le vrai. Aussi ne discute-t-on que très mollement la première partie de sa communication. Mais nous devons ajouter que cette façon de comprendre le mal de Bright n'est pas nouvelle. A l'avant-dernier concours d'agrégation de la Faculté de Paris, M. Rendu ayant à faire dans sa thèse l'étude des néphrites arrivait déjà aux mêmes conclusions. Aussi n'insisterons-nous pas sur cette seconde discussion de la troisième section. Rien n'y a été produit que ne contienne le travail si complet du professeur agrégé de Paris.

Il est résulté beaucoup de confusion, poursuit M. Stewart, de ce fait que plusieurs observateurs ne se sont pas aperçus que toutes les formes se terminent par l'atrophie, si la durée de la maladie est assez longue, aussi parce qu'ils n'ont pas toujours établi une différence entre les formes pures et celles qui sont mélangées.

La seconde partie de la proposition n'est pas discutable, mais il n'en est pas de même de la première que l'on attaque violemment. Si par atrophie, dit-on à M. Stewart, vous entendez la destruction des éléments actifs du rein, nous sommes d'accord. Mais il est évident que dans certaines formes du mal de Bright le malade meurt avec un organe beaucoup plus volumineux qu'à l'état ordinaire.

Voici les formes admises par M. Grainger Stewart :

1. — La maladie de Bright qui commence par une inflammation aiguë ou sub-aiguë.

(*a*) Des tubuli.

1re période. — Simple inflammation.

2e — Transformation graisseuse.

3e — Atrophie.

(*b*) Des corps de Malpighi et du stroma (néphrite glomérulaire).

(*c*) Des tubuli, des glomérules et du stroma.

2. — Maladie de Bright commençant par la dégénérescence séreuse.

1re période. — Dégénérescence simple.

2e — Dégénérescence avec grossissement.

3e — Dégénérescence avec atrophie.

3. — Maladie de Bright commençant par des altérations chroniques du stroma fibreux (cirrhose).

4. — Formes combinées.

Histologie du rein granuleux. — Tel est le titre d'une communication présentée par M. Robert Saundly, N. D., de Birmingham. Nous devons dire que, faite à la fin d'une séance, cette communication est à peine discutée. Nous ne saurions donc qu'en donner ici le résumé.

D'accord avec Weigert, Bamberger et Rosenstein, l'auteur admet que le gros rein blanc et le petit rein rouge sont tous deux le résultat d'une inflammation diffuse. Dans le rein granuleux, l'épithélium tubulaire présente souvent les caractères de la prolifération et les petites cellules remplissant les tubes, décrites pour la première fois par Johnson, en sont le résultat.

Ces petites cellules peuvent se transformer en cellules fusiformes et en tissu fibreux, ou en cellules étoilées et en tissu gélatiniforme.

Ce dernier processus donne naissance aux kystes, décrits pour la première fois par Simon. Les altérations des corps de Malpighi consistent surtout dans la formation de tissu connectif embryonnaire, engendré par la prolifération de l'endothélium tapissant les capsules et recouvrant le glomérule, et, en outre, dans l'atrophie des capillaires du glomérule. Les phénomènes présentés par les vaisseaux correspondent aux descriptions de Johnson, Gull et Sutton ; dans quelques cas, il existe seulement de l'hypertrophie de la tunique musculeuse, dans d'autres, les tuniques fibreuses sont considérablement épaissies, tandis que la tunique musculaire est atrophiée.

Le tissu connectif ne présente pas les signes de la prolifération de ses cellules, mais quelquefois on le trouve rempli de leucocytes, résultat d'une exacerbation temporaire du processus inflammatoire.

Nous venons d'exposer les trois ordres de questions principalement étudiées à la section d'anatomie pathologique. Mais des communications très importantes, avons-nous dit, ont encore été présentées sur différents sujets. Terminons cette analyse en disant un mot de chacune d'elles.

Le professeur G. Pierret, de Lyon, indique le résultat de ses recherches sur l'ataxie locomotrice, sur la constitution du système (nerveux) sensitif chez l'homme, et sur les rapports qui existent entre les champs sensitifs, moteurs et vaso-moteurs.

Le docteur Joseph Coast, M. D., de Glasgow, émet sur l'hémorrhagie cérébrale dans la vieillesse des idées absolument nouvelles. Pour ce savant, elle serait presque toujours due à la rupture d'anévrismes des branches méningées. Il est à remarquer, dit-il, que quoique l'anévrisme soit à la surface, le sang, cependant, s'accumule, surtout dans la substance cérébrale, et peut même ne pas se trouver dans les méninges. L'anévrisme, en un mot, serait sacciforme et se développerait exclusivement du côté où il rencontre le moins de résistance.

Nous pensons que ces opinions du docteur Joseph Coast, si nouvelles et si contraires à ce que nous apprenons, ne seront pas admises sans un contrôle sérieux.

Le même savant fait une communication sur le mode d'extension du lympho-sarcome et sur l'analogie qu'il présente avec l'organisation des thromboses, des caillots, etc.

Le lympho-sarcome, dit-il, ou lymphome malin, s'étend localement en incorporant le tissu environnant et le remplaçant par ses propres éléments. Et l'orateur cite de nombreux exemples empruntés à la pathologie du mésentère, de l'intestin, du cœur, des vaisseaux, etc.

Eh bien, le tissu granuleux se comporte avec les caillots de la même façon que le sarcome avec les tissus normaux. Il les envahit progressivement, puis se résorbe. Il en est de même pour les morceaux de tissus morts introduits dans un corps vivant; il y a d'abord un tissu vasculaire qui prend leur forme. C'est ce qu'on voit dans les cas de ligature avec le catgut et dans les expériences de Seuftleben, Tillmann, Baumgarten, dans lesquelles des morceaux de foie, de poumon, etc., ont été introduits dans la cavité abdominale.

L'analogie, dit en terminant M. Coast, mène à cette conclusion, que les granulations sont un tissu propre, et ne sont pas simplement des globules blancs du sang.

L'idée que le savant de Glasgow se fait du processus du sarcome diffère beaucoup de celle qu'expose le docteur Albert Malherbe, de Nantes, dans une communication sur l'origine du cancer et du sarcome.

Pour ce savant, en effet, les tumeurs épithéliales viennent toujours d'un épithélium, les tumeurs de substance conjonctive toujours d'un tissu de substance conjonctive, avec possibilité de substitution d'un tissu conjonctif à un tissu conjonctif mais non d'un tissu conjonctif à un tissu épithélial; l'hétéroplasie primitive n'existe que dans les tumeurs congénitales et si l'on peut la rencontrer dans d'autres tumeurs, elle est, en tout cas, d'une extrême rareté.

Ce n'est pas tout; le docteur Malherbe s'efforce de prouver dans sa communication, préparations microscopiques à l'appui, que le carcinome de la mamelle débute dans les culs-de-sac glandulaires, ce qui en ferait une tumeur d'origine épithéliale; et que l'on rencontre dans ces culs-de-sac des tumeurs présentant toutes les formes anatomiques possibles entre le carcinome non médullaire ou encéphaloïde d'une part et l'épithéliome pavimenteux type à cellules dentelées et à globes épidermiques, d'autre part.

Résumons brièvement une autre très longue communication du professeur de Nantes, sur l'épithéliome calcifié des glandes sébacées. On rencontre, dit M. Malherbe, dans la peau ou dans le tissu conjonctif sous-cutané, des tumeurs présentant la structure générale de l'épithéliome et ayant ce caractère commun d'être remplies de petits grumeaux calcaires dus à une calcification totale ou partielle des masses épithéliales. Le stroma en est conjonctif ou osseux (ostéomes, pierres de la peau) ou bien encore il tient des deux éléments à la fois, la structure, à peine indiquée par Martin Vilchem qui ne possédait qu'un fait, en était jusqu'à présent inconnue.

M. Malherbe a pu s'en procurer 12 cas. C'est sur eux qu'il s'appuie pour établir la description de l'affection.

L'épithéliome calcifié dit-il se compose d'une membrane d'enveloppe, d'une trame ou strom, de masses cellulaires de nature épithéliale renfermées dans cette trame et atteintes en tout ou en partie par la calcification. L'étude de sa composition chimique nous apprend qu'il contient 9 0/0 de phosphate de chaux et 2 0/0 de carbonate de chaux. Toujours sous-cutanées, quelquefois entourées de bourses séreuses les tumeurs qu'il constitue varient du volume d'une tête d'épingle à celui du poing d'un adulte. Plus ou moins arrondies, elles ne pouvaient être confondues microscopiquement qu'avec l'athérome calcifié. Mais l'examen microscopique montre que l'athérome consiste dans la calcification pure et simple du contenu d'un kyste sébacé sans intervention d'aucun processus néoplasique.

M. Malherbe étudie alors le développement de l'épithéliome calcifié qui prend naissance dans les glandes sébacées. La calcification des cellules arrête toujours son évolution, aussi la tumeur reste-t-elle constamment bénigne. L'ablation n'est jamais suivie de récidive.

C'est dans l'épithéliome calcifié qu'il faut probablement faire rentrer l'immense majorité des tumeurs ossiformes de la peau. Il se développe dans l'enfance et dans la jeunesse, bien plus rarement dans l'âge mûr et il paraît être plus fréquent chez la femme que chez l'homme.

Signalons encore trois communications intéressantes faites à la section d'anatomie pathologique.

La première du docteur W.-B. Kesteven. M. D. F. R. C. S, est consacrée à l'exposition de l'histologie pathologique des processus inflammatoires et néoplasiques qui peuvent se développer dans le cerveau et la moelle épinière.

Dans la seconde le docteur F. Charlwood Turner, M. D. de Londres étudie la dégénérescence fibroïde du cœur.

Cette affection constituée par un épaississement du périmysium et associée à des altérations atrophiques des fibres musculaires a été trois fois observée par l'auteur, la première chez une fille de 10 ans morte avec une dilatation du cœur — la seconde chez un homme de 58 ans affecté d'hypertrophie, la troisième chez une fille de 14 ans, morte de péricardite aiguë.

L'un des sujets était goutteux.

M. Turner ne dit rien des signes qui permettraient de reconnaître la lésion du vivant des malades.

La troisième communication enfin est tellement importante, les comptes rendus de l'Académie de médecine y font si fréquemment allusion, que nous ne pouvons résister au désir d'en donner le résumé de l'auteur lui-même. C'est le docteur Jules Guérin qui la présente.

« *Nouvelle théorie des monstres (Asbstracts*, p. 63). — Les différentes théories scientifiques proposées jusqu'ici pour expliquer l'origine des monstres, les pressions utérines, les positions vicieuses du fœtus dans la matrice, les troubles de l'évolution embryonnaire, les arrêts de développement, ne s'attachant qu'à quelques particularités de la monstruosité, n'avaient jamais considéré comme parties intégrantes de la monstruosité, les difformités qui l'accompagnent.

Cependant l'étude anatomique et étiologique des difformités chez les monstres, a fait voir à l'auteur que ces deux ordres de faits constituent un même ensemble, et sont les résultats simultanés d'une seule et même cause, une affection destructive et convulsive du système nerveux.

Cette cause, pour produire tous les modes, tous les degrés, toutes les variétés des monstruosités, qu'elle est susceptible de déterminer, se résout dans trois catégories d'actions différentes qui sont :

1° La non-formation des parties.

2° L'insuffisance de leur développement.

3° La perversion de leurs formes.

A ces trois catégories de résultats produits par l'affection destructive et convulsive du système nerveux correspondent comme causes prochaines ou facteurs intermédiaires :

(a) La destruction morbide de tout ou d'une partie des centres nerveux entraînant la suppression de l'élément générateur des organes.

(b) L'amoindrissement de l'action nerveuse génératrice, consécutif à la maladie.

(c) La perversion convulsive de son action, retentissant sur tout le système contractile, la rétraction musculaire.

De ces trois ordres de faits, le plus important, le plus expressif, le plus significatif et le plus général, est précisément celui qui avait été le plus méconnu et le plus négligé jusqu'ici : la rétraction musculaire, c'est-à-dire le raccourcisse-

ment spasmodique permanent de l'élément contractile, partout
où il existe, soit comme muscle proprement dit, soit comme
élément musculaire entrant dans la texture des organes.

Avec ce nouveau facteur introduit dans le mécanisme de la
monstruosité, on a d'abord les difformités congénitales, précé-
demment négligées, depuis le strabisme et toutes les luxations
jusqu'au pied-bot. On a ensuite tous les vices de conformation
dépendants du même trouble musculaire, depuis les ouver-
tures anormales : spinabifida, hernie diaphragmatique, ectopies
et anomalies du cœur, exomphale et éventration, ectopie des
viscères, extrophie de la vessie, occlusions intestinales, etc.,
etc., et toutes les combinaisons possibles des trois éléments
dans lesquels on a vu se résoudre l'affection primitive du
système nerveux.

Mais pour démontrer l'identité d'action de cet ordre de
causes dans toutes les malformations, dans toutes les anomalies, dans toutes les difformités dont l'ensemble constitue la
monstruosité proprement dite, l'auteur a eu recours à une
méthode nouvelle et à laquelle il a donné le nom de série
étiologique; or cette méthode consiste à réunir et à classer
suivant une double série ascendante et descendante, tous les
produits de cette même cause, la série ascendante montrant
la succession régulièrement croissante de tous les degrés de la
monstruosité, depuis la plus simple jusqu'à la plus compliquée;
la série descendante, montrant au contraire, la monstruosité
la plus complète et la plus compliquée, descendant graduel-
lement jusqu'à la plus faible anomalie.

A la faveur de cette double disposition des faits l'auteur a
cherché à montrer que les deux actions extrêmes de la maladie tératogène, reliées entre elles par la série de leurs intermédiaires faisaient disparaître insensiblement les différences les plus
considérables et les oppositions les plus prononcées, objective-
ment parlant, entre les grands bouleversements produits par
la destruction complète des centres nerveux, et la simple rétraction des muscles de l'œil ou du pied — strabisme ou pied-
bot — produits par une simple affection des nerfs de l'œil ou
des nerfs du pied.

Cette théorie et la méthode de démonstration qu'elle emploie reposent donc sur la notion de la cause, et la substitution de cette notion à la caractéristique objective ou empirique
des faits. »

Cette communication qui résume un des grands côtés de la,

vie scientifique de M. Jules Guérin a été écoutée avec le plus vif intérêt.

SECTION IV. — MÉDECINE

Président : sir William Gull, Bart., M. D., D. C. L., LL. D., F. R. S. — *Vice-Présidents* : Prof. Gairdner, M. D., de Glasgow, Dr George Johuson, F. R. S., Dr Quain, F. R. S., Dr William Roberts, F. R. S., de Manchester. — *Secrétaire* : Dr Dyce Duchworth et Dr W. M. Ord.

Nous sommes dans la section la plus suivie et les organisateurs du Congrès l'ont si bien prévu qu'ils lui ont réservé pour ses séances le local le plus spacieux et le mieux disposé (*The Theatre University of London, Burlington Gardens*). De nombreux savants se pressent cherchant, les uns à faire les communications pour lesquelles ils sont inscrits, les autres à les discuter, ou même à exposer des découvertes qu'ils ont eu le tort de ne pas annoncer d'avance. La plupart de ces derniers, en effet, ne peuvent prendre la parole, le temps du Congrès étant de beaucoup trop insuffisant pour l'analyse des travaux inscrits.

Parmi les assidus de la quatrième section qui se contentent d'éclairer les discussions de leur savante autorité et de leur indiscutable science, signalons le professeur Charcot et le professeur Semmola, de Naples. Les questions de pathologie nerveuse à l'ordre du jour sont extrêmement nombreuses; aussi le premier trouve-t-il fréquemment l'occasion d'exposer ses idées particulières et de faire connaître le résultat de ses nombreuses recherches.

Quant au professeur Semmola, délégué officiel de l'Italie au Congrès de Londres, il représente presque seul à la quatrième section le pays qui l'a envoyé. Hâtons-nous d'ajouter qu'il le fait de la façon la plus brillante; et que ses remarques judicieuses, les réflexions qu'il tire de sa grande expérience, sont toujours accueillies avec la bienveillance et les égards dus à un passé scientifique si généralement indiscuté.

On le voit, ce ne sont pas les hommes qui manquent à la section de médecine, et cependant combien peu d'idées nouvelles, de travaux originaux vont être produits dans le cours de ses séances !

C'est que les savants qui la président sont paralysés par l'organisation du Congrès, pressés par les nombreux membres qui, craignant de ne pouvoir placer leur communication, entravent toutes les discussions générales et en arrêtent immédiatement l'essor.

Combien l'étude de grandes questions imposées d'avance, longuement mûries et discutées eût donné des résultats plus satisfaisants !

Et cependant la plupart des sujets exposés sont à l'ordre du jour de la science, si nous pouvons nous exprimer ainsi. Mais rien de véritablement grand ne se produit; chaque communication, travaillée, vue et revue sans doute avec le plus grand soin est empreinte de ce caractère d'exclusivisme qui se retrouve dans tous les travaux du même genre.

On nous apprend des faits plus ou moins inconnus. Mais les grandes questions de pathologie générale, de médecine philosophique, qui voudrait, qui oserait en faire l'objet de communications spéciales ?

Or, c'est précisément pour ces grandes questions que devraient exister les congrès. Les revues et les journaux suffisent aux travailleurs qui découvrent des faits isolés.

Quoi qu'il en soit de cette appréciation générale sur les productions de la quatrième section, nous devons à la vérité d'ajouter qu'elle a été dirigée avec une activité qui fait le plus grand honneur à son président.

Organisée et inaugurée dès le 3 août, elle commence ses travaux dans la même séance par une discussion sur l'élongation des nerfs dans l'ataxie locomotrice. Nous n'avons malheureusement pu assister à cette discussion, mais nous savons que, traitée surtout au point de vue historique et trop rapidement menée, la question demeure tout aussi obscure après qu'avant le Congrès de Londres.

Retenu à la section d'anatomie pathologique, nous n'avons pu également entendre le discours inaugural de M. Gull. Nous en trouvons le compte rendu in extenso dans les journaux anglais de la semaine.

Le savant y expose dans un langage remarquablement concis l'état actuel de la médecine. Il est temps, dit-il, de briser avec les théories nuageuses de nos aînés, et de nous attacher surtout aux faits.

Et les faits, c'est dans le système nerveux que nous devons principalement les rechercher. Là se trouve la cause de toute hyperhémie, de toute inflammation. C'est du système nerveux que dépendent les troubles fonctionnels de l'appareil circulatoire et les désordres de cette étrange maladie d'Addison que trop à la hâte, confondant effet et cause, l'on s'était empressé de rattacher à une lésion des capsules surrénales.

Nous pourrions en dire autant de l'épilepsie. Et pourtant Hippocrate lui-même mettait cette affection sous l'influence de causes surnaturelles.

Passons à une autre catégorie de faits :

C'est dans le système nerveux que nous devons également chercher la cause de l'intensité de certaines fièvres essentielles, les raisons de leur innocuité. Les poisons eux-mêmes et les organismes microscopiques qui en constituent, somme toute, une variété produisent des effets différents suivant le névrosisme du terrain sur lequel ils tombent.

Et M. Gull exposant le rôle pathologique des infiniment petits, s'étend longuement sur cette dernière partie de son discours. Nous nous contentons de l'indiquer, ne voulant pas refaire une question scientifique qui tient déjà tant de place dans nos comptes rendus.

Le président de la quatrième section demande que l'on insiste sur la pathologie du système nerveux. C'est une façon gracieuse, sans doute, de féliciter d'avance, nous allions dire de justifier, les nombreux orateurs inscrits pour communiquer sur des questions de ce département. Tous les points y passent en effet. De la circonvolution à l'extrémité terminale du nerf, les lésions sont analysées.

On va même plus loin puisque l'on étudie le réflexe tendineux, puisque le Dr Robertson, de Glascow, fait une communication sur la percussion du crâne dans le diagnostic des affections cérébrales.

Nous avons déjà parlé de la discussion sur l'élongation des nerfs. C'est le professeur Brown-Séquard qui le 4 août ouvre la séance par un discours d'introduction sur les « localisations dans les maladies de l'encéphale et de la moelle épinière au point de vue du diagnostic. » A notre très grande surprise, l'orateur s'exprime en anglais. Nous n'avons pas à rechercher la raison de ce choix, mais le français n'est-il pas la langue ordinaire de tous les congrès ? Et puis la haute position officielle faite à l'auteur dans notre pays ne l'engage-t-elle point moralement à en conserver le langage dans une réunion de savants de toutes les parties du monde ?

Quoi qu'il en soit, M. Brown-Séquard demande à la section de discuter les questions suivantes :

« Y a-t-il des parties de l'encéphale et de la moelle épinière qui, étant lésées, donnent lieu à des symptômes qui ne puissent être produits par aucune autre partie de ces centres nerveux ? »

Pour lui le symptôme pathognomonique n'existe pas. Cependant il y a des manifestations morbides dont la coexistence établit presque indubitablement, et quelquefois même d'une manière positive que certaines parties sont touchées.

« 2° Quelle est la valeur diagnostique que possèdent certains symptômes pour indiquer le siège d'une lésion dans l'encéphale ou dans la moelle épinière ? »

Répondre à cette question serait faire toute la pathologie du cerveau. Aussi M. Brown-Séquard se contente-t-il d'en exposer les côtés les plus intéressants. Il établit donc :

(a) Les rapports de l'aphasie avec les processus qui s'attaquent à la troisième circonvolution frontale gauche. Suivant lui cependant ce n'est pas seulement dans cette circonvolution qu'il faudrait rechercher l'origine matérielle du langage articulé ; l'insula de Reil et les deux lobes occipitaux eux-mêmes seraient très souvent préposés à cette fonction.

(b) Les rapports des convulsions jacksonniennes avec les lésions de certaines circonvolutions cérébrales. Nous allons faire de ce second point, à propos d'une autre communication, l'objet d'une étude spéciale.

(c) Les rapports des paralysies brachiales, crurales ou faciales et d'autres monoplégies avec les altérations de certaines circonvolutions.

Éternelle question des localisations cérébrales !

M. Brown-Séquard expose également :

(d) Les relations qui existent entre l'hémianesthésie cérébrale et les lésions de la couche optique ou de la partie postérieure de la capsule interne.

(e) Entre l'hémichorée et les altérations du corps strié ou de la partie antérieure de la capsule interne.

(f) Entre la titubation et les affections du cervelet ou de quelques autres parties de la base de l'encéphale.

Il admet (g) que le diabète peut se développer sous l'influence d'une lésion du plancher du quatrième ventricule. (h), la paralysie labio-glosso-laryngée sous l'influence de processus pathologiques s'attaquant à certains groupes de cellules nerveuses bulbaires.

Il parle enfin (*i*) de l'ataxie locomotrice — (*j*) de la paranesthésie — (*k*) de l'atrophie musculaire progressive — (*l*) de la paralysie infantile — (*m*) enfin de la paraplégie intermittente — dans leurs rapports avec les lésions, de certaines parties des cordons postérieurs de la moelle pour l'ataxie — des parties centrales du renflement dorso-lombaire du même organe pour la paranesthésie — avec l'atrophie des cellules nerveuses des cornes grises antérieures de la moelle épinière, pour l'atrophie musculaire progressive — avec de petits foyers d'inflammation des mêmes cellules pour la paralysie infantile — avec l'ischémie du renflement dorso-lombaire enfin pour la paraplégie intermittente.

M. Brown-Séquard a bien compris le but de l'*Introductory Papers*. Il indique les grandes lignes qu'il serait bon de discuter et montre sur quels points les savants devraient spécialement chercher à jeter un peu de lumière. Mais l'orateur a compté sans l'organisation du Congrès, sans les nombreux membres qui attendent avec impatience le moment de placer leurs communications. Aussi laisse-t-on passer presque sans discussion la plupart des idées émises par le savant de Paris. Et cependant, il faut bien le reconnaître, toutes ces idées sont loin d'être universellement admises; quelques-unes même sont contraires à ce que l'on enseigne généralement dans tous les pays, celles que M. Brown-Séquard professe sur l'aphasie, par exemple. Mais il faut marcher, il faut remplir quand même tout le programme de la journée. Les heures sont courtes et les communications nombreuses.

Aussi le savant peut-il à sa troisième question. « Quels gains avons-nous obtenus sous le rapport du diagnostic par les recherches récentes sur les localisations des lésions dans les centres cérébro-spinaux ?» répondre, sans être contredit, que si les progrès sont considérables, ils le sont pourtant beaucoup moins qu'on ne le croit généralement.

Après Brown-Séquard, nous entendons le Dr J. Hughlings-Jackson F. R. S., de Londres, dans une communication sur « les convulsions épileptiformes causées par les affections cérébrales ». puis le docteur F. Müller de Graz, qui expose ses idées sur le même sujet à propos d'un cas de lésion isolée et circonscrite de la convexité.

Arrêtons-nous donc nous-même, un instant, sur l'épilepsie jaksonnienne et voyons à quelles conclusions sont arrivés les savants de la quatrième section sur ce point intéressant de la pathologie nerveuse.

Tout le monde sait aujourd'hui ce qu'il faut entendre par épilepsie jacksonnienne. Tout le monde distingue cette affection au moins au point de vue pathogénique, de l'épilepsie simple, essentielle comme on l'appelle en l'opposant à la maladie de Jackson.

L'épilepsie simple ne dépend d'aucune lésion matérielle constante — l'épilepsie jacksonnienne ou symptomatique au contraire est déterminée par la présence d'ue tumeur intra-crânienne.

Mais combien peu de médecins encore connaissent les signes différentiels des deux affections, combien peu, placés en face d'un épileptique, sont capables de poser un diagnostic précis et de reconnaître exactement la nature de la maladie qu'il présente.

Un mot d'abord sur l'historique de la question.

Elle n'est pas aussi moderne que pourrait l'indiquer le nom sous lequel on la connaît généralement aujourd'hui. En 1824, en effet, c'est M. Jackson lui-même qui le proclame, Bravais donne déjà, des convulsions les plus simples, une description exacte. Puis ce point de la pathologie reste dans l'ombre et est remis en lumière d'abord et surtout par les travaux de l'auteur qui donne son nom à l'épilepsie symptomatique, puis par les recherches physiologiques de Hitzig et Ferrier, enfin par les observations cliniques de Charcot, Fournier et d'un grand nombre d'autres observateurs. A ce moment, la question entre dans une nouvelle phase. Frappé de cette découverte d'une épilepsie symptomatique de compressions cérébrales, Lassègue, généralisant la question des convulsions épileptiformes, rejette l'épilepsie essentielle et la déclare sous la dépendance constante d'une malformation crânienne.

Cette malformation qui peut être héréditaire, apparait généralement alors, dit le professeur de Paris, dès les premiers temps de l'existence. Dans certains cas, sous l'influence d'un traumatisme souvent inaperçu, elle se développe un peu plus tard, au moment où l'ostéite condensante qu'il détermine présente assez d'intensité pour agir sur la substance cérébrale. L'épilepsie jacksonnienne, que l'on observe plus tard serait donc de nature différente, mais absolument de même cause.

Brillamment soutenues par le savant spécialiste, exposées

encore par lui-même à la section d'aliénation mentale au congrès de Londres, ces idées comptent aujourd'hui beaucoup de partisans.

N'ont-elles pas pour elles, en effet, la sanction de la thérapeutique, et ne voit-on pas le bromure de potassium améliorer également les deux variétés d'épilepsie? Et puis, il y a des faits très nombreux, on peut le dire, observés et rapportés par le professeur Lassègue.

Quoi qu'il en soit, cette dernière opinion n'a pas encore pris dans la science la place qui, sans doute, lui appartient, et l'on continue à distinguer l'épilepsie idiopathique, de l'épilepsie symptomatique ou jacksonnienne.

Que la différence des symptômes qui caractérisent les deux affections tienne à l'âge auquel elles se développent, qu'elle doive être rapportée plutôt à la rapidité de l'invasion dans le cas d'épilepsie symptomatique, cette différence n'en existe pas moins, et à ce point de vue le Congrès de Londres a jeté, on peut le dire, un certain jour sur ce chapitre de pathologie spéciale. Nous ne saurions trop nous en féliciter, car la thérapeutique peut en tirer de grands bénéfices. Combien il est important, en effet, au point de vue du traitement de savoir distinguer à temps l'épilepsie symptomatique d'une tumeur syphilitique, essentiellement curable, si l'on intervient assez tôt, de l'épilepsie simple, pour ne pas dire essentielle, devant laquelle, hélas! nous demeurons presque toujours impuissants.

Mais avant d'arriver à l'exposition des caractères différentiels, disons un mot de la symptomatologie de l'épilepsie symptomatique.

Nous copions textuellement en respectant le texte et le résumé donné par M. Jackson lui-même (*Abstracts*, p. 76).

« 1. *Points de départ.* — Dans tous les cas le spasme débute d'un seul côté: (*a*) à la main, c'est ordinairement par l'index ou le pouce, ou par tous les deux (*b*) ; à la face, c'est près de la bouche, ou dans la langue ou dans tous les deux; (*c*) au pied, c'est par le gros orteil.

« 2. *Variétés.* — Elles sont très nombreuses. On peut arbitrairement faire trois classes : (*a*) monospasme (bras, face, jambe; analogue en clinique aux monoplégies de Charcot par lésion destructive de l'écorce) ; (*c*) hémispasme. 1. De la face, du bras de la jambe; analogue en clinique aux cas d'hémiplégie cérébrale chronique. 2. De la face, du bras et de la jambe; avec déviation des yeux et de la tête du côté convulsé analogue en cliniqne au degré d'hémiplégie cérébrale décrit par Vulpian et Prévost, dans lequel la tête et les yeux regardent le côté paralysé. Dans cette classe, il y a ordinairement du spasme des muscles des deux côtés qui agissent bilatéralement (partie des preuves à l'appui de l'hypothèse bien connue de Broatbent quant à la différence dans la représentation, dans les deux côtés du cerveau, des muscles qui agissent unilatéralement et de ceux qui agissent bilatéralement); (c) l'autre côté du corps ou une partie seulement peut être convulsée. On l'a expliqué différemment, 1. Par les faits d'atrophie de Waller la lésion descendant dans le même côté (colonne antérieure) et dans le côté opposé (colonne latérale) de la moelle. 2. Par l'hypothèse de Broadbent. 3. Par l'envahissement de l'hémisphère cérébral opposé.

» 3. *Marche du spasme.* — Quand il est limité ou presque limité à un bras, le spasme peut descendre dans ce membre, mais d'habitude il va de bas en haut. Si, dans un hémispasme, le spasme commence par la main, il va de bas en haut dans le bras et de haut en bas dans la jambe; s'il commence par le pied, il remonte dans la jambe et descend dans le bras; il y a beaucoup d'exceptions. Il y a peu d'observations d'extension du spasme (quand la convulsion est devenue bilatérale) au côté opposé.

» On doit noter que le spasme s'étend suivant un ordre déterminé; cela se voit plus facilement à la face. D'abord spasme des muscles dont les mouvements sont unilatéraux qui entrent en action d'un côté de la face. Bientôt survient l'effet déterminé d'un plus grand spasme de ceux-ci, auquel vient s'ajouter le spasme des muscles des deux côtés dont l'action est bilatérale (nouvelle preuve à l'appui de l'hypothèse de Broadbent) ».

Voici maintenant, d'après MM. Jackson et Müller les signes différentiels qui permettent de distinguer l'épilepsie symptomatique de l'épilepsie simple ou idiopathique.

1° Dans l'épilepsie simple, on le sait, le malade pousse un cri, devient pâle et perd connaissance. Dans l'épilepsie jacksonnienne rien de semblable; toujours la conscience demeure intacte au début de l'attaque, le patient, assistant en observateur au développement de son mal. Assez souvent l'attaque n'est pas portée jusqu'à la perte de connaissance. Enfin, lorsqu'on observe celle-ci, ce qui indique un cas déjà grave, elle se manifeste quand les yeux et la tête commencent à regarder le côté convulsé le premier. Il est rare, en effet, que

le malade perde connaissance quand la convulsion est limitée
à un membre ou même à un côté du corps.

2° On connaît les différentes phases, toniques, cloniques,
etc., de l'attaque d'épilepsie idiopathique. Dans l'épilepsie
jacksonnienne, l'attaque, — règle générale, — ne consiste que
dans les seules convulsions cloniques ; les mouvements contrac-
tiles étant ordinairement très étendus et commençant toujours
dans le même muscle ou dans le même groupe musculaire,
l'attaque s'y localise entièrement ou ne s'étend qu'avec lenteur.
Au point de vue de son extension Jackson pose les règles suivantes : « Plus le spasme débute soudainement, plus il commence à s'étendre rapidement, plus le degré atteint sera grand
et plus la durée de l'accès sera courte (et réciproquement). De
là cette déduction que la production de force par la substance
corticale varie non seulement en quantité, mais aussi en intensité ; les productions les plus rapides surmontent les résis-
tances les plus grandes.

3° Les symptômes paralytiques et oculo-pupillaires — blé-
pharoptose (ptosis), rétrécissement de la pupille sans contracture persistante etc., que l'on n'observe pas dans l'épilepsie
essentielle — contribuent, dit le Dr Müller, à former un des
caractères ordinaires et très remarquables du tableau clinique.

4° *État après la crise d'épilepsie symptomatique.* — Outre
de nombreuses complications, on cite une paralysie ordinairement temporaire, débutant après les convulsions chez un malade qui avant l'accès n'était pas affecté de paralysie. D'après
les observations de Jackson, la paralysie siège toujours dans les
parties où la convulsion a commencé et où elle a été la plus
forte. Elle varie en intensité depuis une simple gêne pour ra-
masser une épingle jusqu'à l'impuissance complète de la main
ou des bras. Elle varie aussi en étendue depuis la paralysie de
la main jusqu'à l'hémiplégie (Jules Mickle) avec déviation latérale des yeux et allant probablement plus loin encore.

Voici, par exemple, quelle est la marche : (a) un homme est
bien en apparence ; (b) pendant environ dix minutes la jambe
est le siège d'une forte convulsion et son bras d'une légère ;
(c) pendant quelques heures la jambe reste paralysée ; (d) il
redevient de nouveau bien en apparence. » (Jackson.)

A rapprocher de la paralysie, l'aphasie temporaire que l'on
peut également observer après l'attaque à un degré plus ou
moins prononcé.

Nous ne suivons pas l'auteur dans ses développements sur

la physiologie des différentes phases de l'attaque. Les hypothèses qu'il soumet au public médical nous paraissent en effet trop fragiles.

C'est dans la voie des réflexes profonds qu'il faut, dit-il, chercher la solution du problème. »

On a reconnu l'attaque d'épilepsie jacksonnienne.

Que reste-t-il à faire?

1° Trouver le siège de la compression encéphalique qui la détermine;

2° Diagnostiquer la nature de cette compression.

C'est habituellement dans la région motrice, dit Jackson, qu'on trouve une lésion après la mort à la suite d'une attaque épileptiforme. Le centre du bras, ajoute le Dr Müller, est situé dans le tiers moyen de la circonvolution centrale antérieure et postérieure et dans la partie adjacente de la scissure de Rolando.

Nous nous garderons bien d'insister sur ce point, ce serait refaire tout le chapitre des localisations dans les circonvolutions cérébrales.

Quant à la seconde question, celle du diagnostic de la nature du corps qui comprime, on aura pour se guider :

a. Le moment de l'apparition de l'épilepsie;

b. L'étude attentive des antécédents du malade (au point de vue du cancer, du tubercule, de la syphilis, etc.).

c. L'examen des lésions qu'il présente dans les autres parties du corps capables de mettre le médecin sur la trace d'une affection générale.

d. L'inspection de la boîte crânienne (enfoncement des tables osseuses, ostéite, etc.).

Dans quelques cas Jackson n'a pas trouvé de lésion locale à l'autopsie. « Sans doute, dit-il, il l'aura méconnue. » Mais la plupart du temps on tombe sur une tumeur. Au point de vue clinique, il y a dans quelques cas une embolie, dans d'autres une maladie de l'oreille se manifestant par un écoulement, et cela du côté opposé à celui où la convulsion commence.

Si nous passons maintenant dans le domaine de la thérapeutique, on conçoit que nous ne pouvons établir de lois générales.

Qu'il nous suffise de poser les deux règles suivantes :

Dans le cas où la cause (syphilitique, traumatique ou autre) est nettement reconnue, on doit l'attaquer de la façon la plus énergique (médication spécifique, trépanation, etc.).

Quand au contraire, la cause demeure inexpliquée, ou bien

quand elle échappe à notre intervention, le malade se trouve
toujours bien de la médication bromurée.

Nous avons peut-être insisté longuement sur ce chapitre de
l'épilepsie symptomatique. L'importance de la question, et la
façon remarquable dont elle a été exposée au congrès de
Londres ne nous permettaient pas d'agir autrement.

**Sur certaines phases peu connues du tabes-
dorsalis (ataxie locomotrice),** par Thomas Buzzard,
M. D., F. R. C. P. de Londres. — L'auteur, dans sa communication, se fait le défenseur de cette idée vieille, presque aussi
vieille que... la première description du tabes dorsalis. Souvent
l'incoordination des mouvements, ce symptôme regardé par
Bombay et Duchenne (de Boulogne) comme caractéristique de
l'affection, manque au début et est remplacé par d'autres
troubles capables de donner le change. Telles, les crises gastriques nerveuses qui, dans certains cas, ont pu faire croire à
un cancer de l'estomac, à une obstruction intestinale, à la
goutte stomacale; telles l'atrophie papillaire et la surdité déterminées par les lésions des nerfs auditifs. L'auteur rapporte
un cas encore moins fréquent, dans lequel un calcul vésical fut
le premier symptôme du tabes. Il y avait eu des troubles vésicaux plus marqués que d'habitude, avec rétention d'urine,
accumulation de mucus, etc., finalement dépôts phosphatiques.

Pour affirmer l'existence de l'affection, il ne faut donc pas
toujours attendre l'ataxie des mouvements. D'autres symptômes
sont également caractéristiques. Au premier rang, M. Buzzard
place le signe de Westphal, constitué, on le sait, par la dispa-
rition du réflexe tendineux du genou, avec persistance de la
force musculaire volontaire dans les muscles de la cuisse.

Nous allons revenir sur les réflexes tendineux, à l'occasion
d'une note du professeur Eulenburg. Rapprochons immédiatement de la communication de M. Buzzard: 1º le travail du docteur Chevalier Cesare Brunelli, de Rome, sur le tabès dorsal
spasmodique, causé par le pain de farine de Lathyrus Cicero.
— L'auteur est absent, et c'est M. Panteleoni, son compatriote,
qui lit et défend son mémoire ; — 2º les statistiques intéressantes produites par M. le professeur Erb, de Leipzig. Il s'agit
d'établir exactement le rôle de la syphilis, dans l'étiologie de
l'ataxie locomotrice: question toute récente, on le sait, mais
déjà féconde en applications thérapeutiques et probablement
appelée à modifier la plupart des idées que nous nous faisions
sur le tabès dorsal. Nous ne saurions dire exactement si la

priorité de l'idée doit être rapportée à un Allemand ou à un Français. Quoi qu'il en soit, le professeur Fournier s'en est fait le défenseur dans notre pays, et c'est à lui, on peut l'affirmer, que nous devons la plupart des phénomènes actuellement mis en lumière, sur cette manifestation méconnue de la vérole.

(a) L'ataxie locomotrice se rencontre fréquemment chez des sujets syphilitiques;

Le fait est indéniable et la communication du professeur Erb, en particulier, ne permet de conserver aucun doute sur sa réalité.

(b) Fréquemment, le processus qui détermine cette affection est de nature syphilitique.

Tous les auteurs sont loin d'admettre sans contexte cette seconde proposition; nous devons néanmoins reconnaître qu'elle commence à s'imposer et qu'elle ne saurait tarder à être admise par la plus grande partie des cliniciens.

Sans doute, le traitement spécifique n'est pas toujours capable d'enrayer la maladie. Mais l'administre-t-on à doses suffisamment massives? A-t-on le soin de donner simultanément l'iodure et le mercure en friction, comme le recommandent aujourd'hui la plupart des spécialistes? Et puis, n'institue-t-on pas un peu tard ce traitement spécifique? C'est au début, avant que les lésions soient entièrement constituées, qu'il faut agir; plus tard le mal est irréparable.

Sans doute, un certain nombre de syphilitiques ont dû, dans leur jeunesse, se livrer à des excès alcooliques et autres, ce qui expliquerait jusqu'à un certain point la coïncidence des deux affections. Mais le fait est loin d'être général et les statistiques n'en conservent pas moins toute leur éloquence.

Il paraît donc sage d'admettre, dès aujourd'hui, qu'un certain nombre de cas d'ataxie sont de nature syphilitique, et que rencontrant cette maladie, l'on doit toujours rechercher si le sujet n'est pas atteint de vérole.

Un certain nombre de savants nient formellement le tabès spécifique; — d'autres, moins rares peut-être qu'on ne le pense, n'admettent déjà plus d'ataxie sans vérole. Ce sont là deux opinions extrêmes, dont il faut savoir également se défendre, si l'on veut sincèrement demeurer dans les limites de l'observation consciencieuse et véritablement scientifique.

D'ailleurs sachons encore attendre; la question est née d'hier, des hommes laborieux et éclairés en font l'objet de leurs actives recherches; c'est dire qu'elle ne saurait tarder à donner des résultats imprévus au point de vue du diagnostic de l'affection au début, partant à mettre le praticien dans des conditions bien meilleures pour lutter efficacement contre une maladie d'autant plus redoutée qu'elle était jusqu'à présent demeurée rebelle à tous nos moyens de traitement.

Quoi qu'il en soit voici les conclusions de la communication du professeur W. Erb :

Mes dernières statistiques de tabès typique chez l'homme adulte, dit-il, et publiées dans le *Medicin-Centralblatt*, 1881, n°s 11 et 12, ont donné les résultats suivants :

    Cas sans infection antérieure 12 0/0
    Cas avec infection antérieure 88 0/0
    (Parmi ceux-ci avec syphilis secondaire) . . . 59 0/0
    (Avec chancre sans syphilis secondaire) . . . 29 0/0

Depuis ce moment j'ai observé 13 nouveaux malades. Un seul n'avait pas eu d'infection antérieure. La proportion est donc encore plus concluante.

Quant *à ce qui regarde l'époque d'apparition des premiers symptômes de tabès* mes observations montrent qu'ils surviennent le plus souvent de la 5° à la 15° année après l'infection mais qu'ils peuvent encore assez souvent se manifester de la 3° à la 5°.

Pour contrôler ces statistiques, poursuit le professeur de Leipzik, j'ai fait une *contre-épreuve* portant sur tous les hommes adultes de ma clientèle au-dessus de vingt-cinq ans, qui ne sont pas atteints de tabès. Voici ce que me donnent 500 cas analysés à ce point de vue :

    77 sujets sur cent n'ont jamais été infectés;
    12 0/0 ont eu autrefois la syphilis secondaire ;
    11 0/0 n'ont été affectés que d'un chancre.

Quand on rapproche ces chiffres des précédents la seule conclusion logique possible, c'est qu'il doit y avoir un certain rapport étiologique entre la syphilis et le tabès.

Le professeur Erb émet encore cette idée que l'affection peut se manifester chez des syphilitiques dont les accidents secondaires ont été très bénins.

Nous ne suivrons pas le savant dans la fin de sa communication sur la nature des chancres. Ce serait trop nous éloigner de l'ataxie locomotrice ; et puis nous n'avons pas à analyser des assertions qui ne reposent sur aucun fait.

Pour en finir avec le tabes dorsalis donnons les conclusions d'une communication très courte, mais néanmoins fort remarquée, faite à la quatrième section par le professeur B. Ball, en son nom et au nom de son interne, M. G. Thibierge, sur le mal perforant du pied chez les ataxiques. Pour ces auteurs :

1° Cette lésion est une conséquence directe de la maladie spinale, absolument comme dans les cas d'arthropathie des ataxiques décrits par M. le professeur Charcot, et par M. le professeur B. Ball ;

2° La maladie locale se rattache plus spécialement à certains phénomènes de l'ataxie locomotrice, tels que les douleurs fulgurantes, le symptôme du genou (suppression du réflexe tendineux), et les autres lésions trophiques de l'ataxie ;

3° Le mal perforant peut guérir, malgré les progrès incessants de la maladie de la moelle épinière. »

Nous avons déjà fait allusion à la communication du professeur Eulenburg, sur la représentation graphique des réflexes tendineux. N'en déplaise à l'auteur, c'est à la section de physiologie que devaient être exposées les idées qu'il émet sur ce point au congrès de Londres. Il faudrait être bien... Allemand, en effet, pour prendre au sérieux la valeur clinique des conseils suivants, donnés le plus naturellement du monde, et comme très pratiques, par le professeur de Greifswald :

« On l'obtient le mieux (le réflexe tendineux) en enregistrant sur une plaque les vibrations d'un diapason, la plaque enregistrante étant attachée à une branche d'un fort diapason et entrant en vibration en même temps que lui. Le levier écrivant d'un appareil enregistreur (pansphygmographe de Broudgeest) inscrit ses tracés sur la plaque vibrante qui se meut latéralement pendant les vibrations. La durée de toute vibration simple étant connue, ce procédé comporte un calcul très exact de la courbe entière, aussi bien que de ses parties séparées ; de plus, le myographe représente fidèlement les autres détails caractéristiques de la marche du mouvement.

» Afin de s'assurer de la durée de la période latente, j'ai tracé avec le double levier pansphygmographe deux courbes sur la même plaque, l'une indiquant le moment de l'irritation (on frappe le ligament rotulien pour produire le phénomène), l'autre indiquant le moment où commence la contraction. On a trouvé que chez l'homme adulte, il y avait en moyenne une différence de 0,0242 secondes ; la différence n'a pas dépassé 0,03226 secondes. Cela correspond respectivement à 1 1/2—2 vibrations simples d'un diapason qui donne 62 vibrations à la seconde. Comme la longueur du trajet nerveux centripète et centrifuge qui doit être parcouru est à peu près de 1 mètre (chez les adultes), l'effet d'une interception centrale sera très faible, dans des conditions normales, d'après ce que l'on sait de la rapidité de propagation à travers les nerfs humains. Chez les enfants, l'interception paraît plus forte et la durée de la période latente plus prolongée (jusqu'à 0,04839 secondes).

» La durée de la courbe de la période convulsive varie chez l'homme sain de 6 à 14 vibrations (10 à 12 en moyenne). »

Que le lecteur, curieux de connaître à fond la question du réflexe tendineux se reporte aux travaux de l'École de Paris.

Il y verra que le phénomène est caractérisé par la contraction spasmodique du triceps consécutivement à la percussion du ligament rotulien ;

Que cette percussion se fait à l'aide d'un petit marteau à tige de baleine, un peu flexible, par conséquent ;

Et enfin que, suivant l'état pathologique du sujet, la contraction se produit plus ou moins vite après la percussion, et se montre plus ou moins forte qu'à l'état normal.

Avec un peu d'habitude, la vue suffit parfaitement pour apprécier les différences. Le praticien, d'ailleurs, sait jusqu'à nouvel ordre se contenter de cette approximation, car les méthodes graphiques sont toutes à peu près aussi simples que celles du professeur Eulenburg, de Greifswald. C'est ajouter que nous n'insisterons pas davantage sur aucune d'elles.

Deux communications sont encore faites à la quatrième section sur des sujets de pathologie nerveuse. Malheureusement l'espace et le temps ne nous permettent pas d'en donner une analyse complète. Dans la première, le Dʳ Müller, de Graz, expose ses idées sur la pathologie des tumeurs de la base du cerveau, à propos d'un cas très rare qu'il lui a été donné récemment d'observer. Dans la seconde, le Dʳ Alexis Robertson, de Glasgow, cherche à vulgariser la percussion du crâne comme moyen diagnostic des affections cérébrales. Hâtons-nous d'ajouter que ce n'est pas un son modifié, mais un point douloureux que le clinicien détermine par ce mode d'exploration. Il cite des cas de *Jachsonian epilepsy* et de monoplégie, où les symptômes semblaient désigner la région motrice des circonvolutions comme le siège de la maladie et dans lesquels la percussion du crâne produisit bien nettement une douleur profonde dans cette partie de la tête et nulle part ailleurs.

Il est bon de percuter sa propre tête tout d'abord, dit M. Robertson, afin de savoir le degré de force que l'on peut employer sans nuire au malade.

Ce moyen de diagnostic, conclut l'auteur, surtout utile quand la maladie est limitée en étendue, peut servir à reconnaître des tumeurs corticales, des néoplasmes des membranes et même la ligne de certaines fractures du crâne. Suivent les relations de six cas que l'auteur a eus sous traitement. Dans quelques-uns, une contre-irritation exercée à l'endroit où la percussion développait de la douleur, souvent répétée, aurait produit un grand soulagement.

Nous ne parlons pas d'une communication du Dr E. Woakes, de Londres ayant pour titre : *Le ganglion cervical inférieur considéré comme un centre nerveux de corrélation ; exemples dans lesquels il détermine la localisation de phénomènes morbides ; existence évidente dans l'économie de systèmes de corrélation de tissus.*

C'est à la section de physiologie, en effet, que devrait être lu ce travail. Disons pourtant que l'auteur y démontre d'une façon réellement très concluante l'existence de réflexes d'ordre vaso-moteur.

Après les pathologistes, nous entendons les cliniciens. C'est le Dr Clifford Allbut, F. R. S. qui ouvre la marche par un discours d'introduction sur *l'origine et le traitement des manifestations scrofuleuses du cou.* Très intéressant ce discours, et tout rempli de vues nouvelles et originales. Il est juste d'ajouter qu'elles n'en sont pas pour cela plus classiques. Suivant l'auteur, en effet, les manifestations dites strumeuses du cou comme de toutes les parties du corps, d'ailleurs, seraient surtout l'effet de l'irritation des muqueuses voisines. C'est ainsi que pour les ganglions sous-maxillaires, il faudrait chercher la cause de leur irritation, puis de leur inflammation chronique, de leur dégénérescence caséeuse, d'abord, sinon exclusivement, dans les inflammations spécifiques ou autres du pharynx et de la trompe d'Eustache. L'hérédité et la constitution ne joueraient dans ce processus qu'un rôle très secondaire.

Conséquent avec cette façon de comprendre la scrofule, M. Clifford Allbut préconise surtout le traitement local qu'il veut rapide et absolu. Enlevez, dit-il, non seulement tous les ganglions malades, mais toutes les parties enflammées qui les environnent. Il n'y a que les médecins pour avoir de ces hardiesses chirurgicales.

Après le Dr Allbut, nous entendons M. Gibert, du Havre, dans une communication sur *la stricture congénitale de l'intestin.*

Puis M. Jules Guérin lit un mémoire intitulé : *La fièvre typhoïde considérée comme intoxication stercorale.* Arrêtons-nous un instant sur cette œuvre capitale.

On avait considéré, dès longtemps, dit l'auteur, les dépôts de matière fécale comme susceptibles de concourir au développement de la fièvre typhoïde. Cette opinion, exprimée avec ce caractère de généralité, et dépourvue d'ailleurs de toute démonstration sérieuse, était restée en conflit avec toutes les opinions du même genre. Jusqu'où était elle fondée? Dans quelle mesure, sous quelle forme, dans quelles conditions les émanations stercorales pouvaient-elles participer à la production de la fièvre typhoïde. Dans le but d'éclairer, si ce n'est de résoudre ces différentes questions, M. Jules Guérin s'est livré à des expériences sur les animaux et à des recherches cliniques qui l'ont conduit aux conclusions qu'il expose au Congrès de Londres.

Ajoutons que ces conclusions défendues déjà dans trois mémoires lus dans les Académies des sciences et de médecine de Paris en 1877 et 1878, avec pièces à l'appui, ont été confirmées par des observations et des expériences nouvelles

1. La matière diarrhéique spéciale des typhiques renferme à sa sortie de l'économie, des éléments toxiques résultant de la fermentation des matières stercorales retenues et accumulées à la fin de l'intestin grêle, derrière la valvule iléo-cœcale.

2. Les lésions organiques considérées jusqu'ici comme les caractères spécifiques de la fièvre typhoïde, injections et ulcérations de la muqueuse, altération des glandes de Brunner, des plaques de Peyer, et des ganglions mésentériques, sont des effets de l'action virulente et vésicante des matières typhiques sur ces parties; et les troubles fonctionnels ou symptômes généraux de la maladie sont tout à la fois le résultat de la pénétration des mêmes parties dans l'organisme, et des altérations organiques qu'elles y déterminent.

3. Les complications qui se présentent dans le cours de la fièvre typhoïde sous la forme de méningite, de pleurésie, de pneumonie, et d'autres affections caractérisées, ne sont que des localisations plus accusées de son principe toxique; comme celles de ces maladies qui débutent d'emblée avec des symptômes typhiques, ne sont elles-mêmes que des effets primitifs de l'intoxication stercorale.

4. Le poison typhique, engendré par la fermentation sterco-

rale, se répand incessamment au dehors par toutes les voies excrétoires de l'économie, d'où la transmissibilité de la maladie et la formation des foyers d'infection susceptibles de la reproduire sous la forme endémique et épidémique (*Abstracts*, page 150).

Une autre communication très importante est faite par M. Jonathan Hutchinson de Londres. Elle a pour titre : *Du rhumatisme, de la goutte et du rhumatisme goutteux*. On sait combien les savants sont loin de s'entendre sur la nature intime de ces différentes affections. Doit-on les considérer, à l'exemple des anciens, comme exclusivement humorales? Ou bien en faire avec les Allemands des manifestations périphériques de lésions nerveuses centrales? Nous ne le savons pas.

La goutte diffère-t-elle du rhumatisme? La fable du général et du soldat congénitalement arthritiques et devenus le premier goutteux à la copieuse cuisine des diners officiels, le second rhumatisant en se contentant du contenu de sa pauvre gamelle, exprime-t-elle exactement, comme au temps où elle fut émise par Pidoux, l'idée que les cliniciens français se font de l'hérédité dans ces deux affections?

Questions bien difficiles à résoudre et sur lesquelles nous nous garderons de nous prononcer. La science cherche sa voie en effet, les opinions se multiplient, mais qui saurait indiquer celle qui rallie le plus de partisans?

Contrairement à ce que nous observons en France, les Anglais paraissent assez volontiers s'accorder sur une théorie peu connue de ce côté du détroit. C'est à l'exposition de cette théorie que M. Hutchinson consacre sa communication : donnons-en donc un résumé succinct.

Le rhumatisme, dit ce savant, est, en général, une affection des articulations déterminée d'une façon réflexe par l'exposition au froid et à l'humidité (arthrite catarrhale).

La goutte, au contraire, est provoquée dans les articulations par certains aliments, par un défaut d'assimilation et d'excrétion (arthrite humorale).

Dans chacun de ces cas, il se produit une diathèse se transmettant par hérédité, qui imprime son sceau sur chaque sujet et le marque comme *goutteux* ou *rhumatisant*.

La goutte et le rhumatisme existent souvent ensemble. On peut trouver le rhumatisme sans goutte, mais rarement la goutte sans rhumatisme. Parfois les deux diathèses existent côte à côte, et attaquent le malade alternativement, mais le plus

souvent elles se confondent, et il se produit une affection hy-
bride (goutte rhumatismale).

C'est ce rhumatisme goutteux qui détermine chez les descendants différentes maladies, indépendantes pour l'observateur
superficiel, mais évidemment affiliées aux deux diathèses pour
celui qui y regarde de plus près. Signalons parmi celles-ci certaines formes d'iritis; l'hémorrhagie rétinienne ; le rhumatisme
général (arthrite rhumatoïde chronique); quelques formes de
glaucome, de lombago, de sciatique, de névralgie : *nodi digi-
torum*, et peut-être l'hémophilie.

Nous n'analyserons pas une longue, très longue communication du professeur Austin Flint de New-York sur l'examen
physique de la poitrine. Que dirait-on de l'homme qui vien-
drait demain devant la Société de Géographie annoncer qu'il
a découvert l'Amérique? M. Flint, lui, a trouvé la percussion
et surtout l'auscultation et il l'expose avec une naïveté superbe
à la section de médecine du Congrès international.

Voulez-vous donc connaître toutes les idées contenues dans
son mémoire. Lisez le petit traité de Barth et Roger. Non
seulement vous serez au courant de tout ce que professe le
docteur américain, mais vous aurez encore appris beaucoup
d'autres choses.

Également, mais pour des raisons différentes, nous ne ferons
que mentionner les communications qui suivent :

a. Le *traitement de la phthisie par la résidence dans les hautes
altitudes*, du Dr C. Th. Williams, de Londres.

b. Du *climat de la Riviera*, du Dr Hassal.

c. De la *bactérurie*, du Dr W. Roberts de Manchester. Le
savant sépare de la cystite catarrhale simple une affection
déterminée par la présence d'une colonie de bactéries (bacté-
rium termo) dans la vessie. On la reconnaîtrait surtout à ce
signe que l'urine émise au dehors non seulement est acide,
mais conserve plusieurs jours encore son acidité. Trente grains
de salicylate de soude par vingt-quatre heures pris en deux
fois, permettent de guérir l'affection en quelques jours, même
après plusieurs années d'existence.

d. De la *maladie d'Addison*. A l'exemple de sir William
Gull, le docteur Headlam Greenhow, de Londres, l'auteur de
cette communication expose que la maladie d'Addison dont il
donne une description magistrale et très complète doit être
considérée comme une affection du système nerveux, les lésions observées dans les capsules surrénales dépendant comme

la coloration bronzée de la peau d'une cause unique et centrale.

e. Des acides phosphoriques de l'urine, par le Dr Zuelzer, de Berlin.

f. Détermination de l'activité de la sécrétion biliaire dans différentes conditions morbides du foie par le professeur Lépine, de Lyon.

f. « *Essai de cardiographie clinique* ». La cardiographie clinique, dit le professeur d'Espine peut être utile, soit au point de vue du diagnostic, soit au point de vue du pronostic. Les tambours explorateurs de Marey donnent des tracés comparables entre eux à la condition qu'ils soient bien appliqués. La meilleure vitesse de rotation pour l'enregistrement des tracés est de quatre centimètres par seconde.

Et partant de ces données, le savant de Genève nous expose les types obtenus dans les différentes maladies. La communication est d'une valeur indiscutable. Et cependant nous n'en donnerons pas l'analyse car sa méthode, en effet, n'est pas pratique; très utile pour les recherches d'hôpital pour les démonstrations cliniques; elle ne saurait quoi qu'en dise le professeur d'Espine être d'un intérêt quelconque pour le praticien. A ce titre nous devons nous contenter de la signaler.

Nous pourrions adresser d'ailleurs les mêmes compliments, mais aussi les mêmes reproches, aux sept communications que nous venons d'énumérer. Toutes théoriques, pour ne pas dire spéculatives, elles pourront éclairer certains points de la science médicale Mais feront-elles faire un seul pas à l'art de guérir?

Nous allions oublier de parler de la discussion sur le mal de Bright. Plusieurs des savants inscrits pour communiquer à la section d'anatomie pathologique sur le même sujet, sont présents. Aussi, bien que placés plutôt ici sur le terrain de la symptomatologie, n'émettent-ils pas des idées bien nouvelles.

Et puis les côtés de la question sont si nombreux, on les interprète de tant de façons différentes que nous ne pourrions suivre les orateurs du congrès dans tous leurs développements sans dépasser de beaucoup les limites imposées à ces comptes rendus. Remettons donc à plus tard le soin d'analyser en quelques chapitres spéciaux toutes les idées actuellement en lutte dans la science sur la nature, les symptômes et la thérapeutique d'une affection si fréquente, si importante à bien connaître.

Nous entendons encore à la quatrième section le Dr Redard de Paris, dans une communication sur les *Recherches cliniques*

de thermométrie locale,. Question nouvelle, on le sait, mise à
l'ordre du jour par le professeur, Peter, et dont on doit attendre les
meilleurs résultats, le jour où nous pourrons faire nos explora-
tions locales avec des thermomètres véritablement pratiques.
M. Redard se sert d'un appareil thermo-électrique. S'il n'a encore rien obtenu de bien positif dans la tuberculose, il possède
déjà des données précises sur les modifications thermiques
locales de la pneumonie.

A rapprocher de la communication précédente, le mémoire
présenté par M. Douglas Powell sur la *valeur du symptôme de
Baccelli, la pectoriloquie aphone dans le diagnostic différentiel de
la nature des épanchements pleuraux.* Il y a, on le sait, pectoriloquie aphone quand la voix chuchotée arrive distinctement
à l'oreille du médecin qui ausculte, et, dans ces cas, l'épanchement doit être regardé comme séreux. Lorsque, au contraire le
murmure est mal entendu ou ne l'est pas du tout, le liquide
est purulent.

Le Dr Guéneau de Mussy, dans une critique savante de l'ou-
vrage du Dr Baccelli, considère le symptôme comme présentant
de l'utilité clinique.

Pour M. Powell, quoiqu'il ait une grande valeur lorsqu'il est
associé à d'autres, il ne doit en aucune façon être considéré
comme pathognomonique.

C'est à cette opinion croyons-nous, que sont également
arrivés aujourd'hui la plupart des cliniciens français.

D'autres communications importantes devaient encore être
présentées devant la quatrième section. Malheureusement les
auteurs n'ont pas eu le temps de développer leurs idées comme
ils auraient voulu le faire.

Signalons parmi ces derniers le Dr Jules Guérin qui devait
prendre la parole sur la tuberculose générale et non spécifique
et le professeur Semmola, de Naples, inscrit pour trois mémoires
également remarquables :

1º Nouvelles recherches expérimentales pour démontrer
l'origine hématogène de l'albuminurie brightique.

2º Sur un nouveau type de maladie du cœur.

3º De la valeur comparative des méthodes thérapeutiques empirique et rationnelle.

Dans le prochain numéro nous terminerons la section de
médecine par l'analyse de la sous-section des maladies de la
gorge.

SOUS-SECTION. — MALADIES DE LA GORGE.

Président : Dr George Johnson. F.R.S. de Londres. — *Secrétaires* : D^s de Havilland Hall; D^s Félix Semon; D^r Th.-J. Walher.

Les sciences médicales ont pris depuis le commencement du siècle une extension si rapide, si considérable, qu'il n'est déjà plus permis, même à l'homme le mieux doué sous le rapport de l'intelligence et de l'esprit, de les connaître toutes. Il faut aujourd'hui, qu'on le veuille ou non, faire un choix et distinguer d'avance les connaissances capables de nous rendre le plus de services dans le milieu auquel nous nous destinons.

Cette nécessité, si évidente déjà quand elle s'applique à l'homme qui se contente du rôle de *praticien*, du savant modeste qui ne désire qu'une chose, faire bénéficier ses malades des découvertes des autres, découvertes scrupuleusement analysées, il est vrai, et soumises au jugement de sa raison et de son expérience, cette nécessité de la *division du travail* s'impose plus vivement encore à l'esprit pour les hommes dont l'intelligence ne veut plus seulement s'approprier le savoir des autres, mais aussi accroître le champ des connaissances humaines, et apporter quelques pierres au grand édifice de la science contemporaine.

Les spécialistes sont donc une conséquence logique, forcée, du progrès dans le passé, comme ils en sont la condition indispensable dans l'avenir.

A ce titre, ils méritent notre respect, les plus modestes comme les brillants, et en principe, doivent être honorés, quelle que soit d'ailleurs la spécialité à laquelle ils se consacrent, de toute la considération qui s'attache justement à l'homme qui fait profession de soulager et de guérir ses semblables.

Maintenant comment faut-il entendre les spécialités ? Le corps humain est si étroitement uni, les lois qui le régissent sont si intimement liées les unes aux autres qu'il n'est pas possible de comprendre les altérations d'aucune de ses parties sans connaître le fonctionnement de toutes les autres. Le spécialiste doit donc toujours être doublé, si je puis m'exprimer ainsi, d'un physiologiste et d'un médecin. Celui-là seul qui connaît l'influence du système nerveux sur l'organisme, qui a appris, dans des études laborieuses et longtemps suivies, l'influence des diathèses des maladies générales sur toutes le parties du corps, sans exception, peut avec fruit consacrer son intelligence et son activité à l'étude d'un seul système, d'un organe isolé. Il est médecin, en effet, et il peut observer d'une façon véritablement scientifique.

Le prétendu spécialiste, au contraire, qui n'a jamais eu que du dédain pour ces connaissances générales, limitant son étude à la contemplation de manifestations locales dont il ne soupçonne même pas la cause est et demeurera toujours un empirique.

Nous avons tenu à exposer notre façon de penser à ce point de vue ayant beaucoup de critiques à adresser aux membres de la sous-section dont nous analysons les travaux. — Que les savants, les vrais savants qui en font partie, sachent bien quelle est notre pensée à leur égard.

Disons d'abord que le président, le Dr Johnson, a donné aux travaux de la section la marche la plus rationnelle, celle que nous voudrions voir adopter d'une façon exclusive dans tous les congrès. On procède par discussion des grandes questions.

C'est sur le *traitement topique de la diphtérie* que le feu s'ouvre. Trois orateurs prennent la parole, deux Anglais, le Dr Mackensie et M. L. Browne, et un Prussien, le Dr Tobold, de Berlin.

Ce dernier rejette les caustiques et l'arrachement des fausses membranes, c'est-à-dire les deux procédés les plus universellement admis. L'arrachement est, dit-il, si pénible à effectuer surtout chez les enfants. Et puis, ajouterait-il, s'il laissait voir tout le fond de sa pensée, il est si dangereux pour celui qui l'effectue.

Il admet, il est vrai, l'emploi de la glace mais après tant d'autres, que nous n'avons pas à en tenir compte.

Quant à M. Lennox-Browne, il ne veut pas enlever les jeunes membranes de peur d'irriter la gorge, mais il excise les amygdales si elles sont trop grosses !! On ne peut pas être plus paradoxal. Il est vrai que c'est un moyen sûr d'arriver à l'originalité.

Reste la communication du Dr Morell-Mackensie, de beaucoup évidemment, la plus scientifique des trois. Et pourtant si on l'analyse minutieusement on est bien obligé d'admettre, malgré la valeur indiscutée de son auteur, qu'elle ne renferme non plus rien de bien nouveau. L'orateur préconise la glace, et nous ne songeons pas certes à nous élever contre son opinion. Mais cette opinion n'est·pas nouvelle. Que les lecteurs st reportent au n° 25 de la *Revue médicale* de cette année, et ils trouveront dans un article de M. Leprevost l'historique complet de la médication topique par la glace. C'est à un compatriote, le Dr Bleynie, professeur à l'École de médecine de Limoges, qu'il faut surtout en rapporter l'honneur.

Que faut-il penser des vapeurs d'eau chaude et des dissolvants également préconisés par le docteur Mackensie? Soufflerait-il simultanément le chaud et le froid, comme l'homme de notre immortel fabuliste?

Et le ferait-il aussi indistinctement que sa communication le laisse croire?

L'orateur dit encore du bien des antiseptiques, qui employés en émanations dans la chambre peuvent, en effet, rendre des services — et des caustiques qui sont réellement bons mais à l'état de solutions concentrées (1 gr. de nitrate d'argent pour 5 gr. d'eau); solides ils n'atteignent que trop incomplétement les différentes parties. Nous savons, par les publications de la *Revue*, que M. Ed. Fournié pratique l'arrachement des fausses membranes. C'est à cette méthode combinée à l'emploi de la glace et du caustique argentique qu'il faut donner la préférence. — Est-il besoin d'ajouter que tous les orateurs invoquent leurs statistiques et les résultats merveilleux qu'ils obtiennent dans la clientèle?

Mais que prouvent ces assertions? Nous ne nous entendons pas avec les Allemands sur la nature de la diphtérie. Notre angine herpétique est, on le sait, pour eux une affection de mauvaise nature. Il est facile d'avoir de bons résultats avec une pareille idée.

Et puis il faudrait ne pouvoir comparer entre eux que des faits comparables. Combien de cas bénins de diphtérie réelle guérissent sans médication! Nous avons même été surpris de ne pas entendre parler davantage de ces cas.

Seconde discussion. Phtisie laryngée. — C'est M. Krishaber qui prend le premier la parole. Le processus anatomo-pathologique du tubercule dans le larynx est placé au premier rang dans son travail. Il est évident que l'auteur a voulu en faire la pièce principale, le clou du discours. Mais ce processus est le même dans tous les organes; ouvrez la première collection de journal venue et vous en trouvez cinquante descriptions.

Le tubercule, disent les anatomo-pathologistes, Virchow, Charcot, Cornil et Ranvier, se développe aux dépens de la tunique externe des vaisseaux. On l'observe sous forme d'infiltrations diffuses ou de granulations grises, etc., etc.

La communication, à ce point de vue, ne nous apprend donc rien que nous ne sachions déjà.

Après M. Krishàber nous entendons le professeur Rossbach de Wursbourg. « Des recherches récentes, dit-il en commençant, surtout celles de Heinze, tendent à prouver que la grande majorité des ulcérations laryngées et trachéales rencontrées dans des cas de phtisie pulmonaire, sont de nature spécifique, c'est-à-dire de nature tuberculeuse, quoiqu'on ne nie pas que parfois des ulcérations non tuberculeuses du larynx peuvent se rencontrer dans cette maladie. »

Quoiqu'on ne nie pas... est bien tudesque. Ils se sont mis deux, M. Heinze et M. Rossbach, pour faire cette grande découverte. Vous verrez qu'un jour ils trouveront dans leur microscope qu'un amputé de jambe peut être affecté de pneumonie.

Rien de nouveau d'ailleurs, rien d'original dans la communication du professeur de Wurzbourg.

Troisième discussion.Sur les symptômes laryngoscopiques dépendant de lésions ou de maladies des nerfs moteurs du larynx. — C'est un compatriote du professeur Rossbach, le professeur Gerhardt, qui prend le premier la parole. On nous reproche, non sans raison, de donner à la littérature médicale allemande une importance considérable, mais on ne pourrait certes adresser une critique analogue à un Prussien. Il semblerait, en effet, que, de parti pris, les savants d'Outre-Rhin dédaignent de connaître les travaux français. On reproduit toutes les idées de Longet, on cite ses expériences en s'en attribuant tacitement la découverte, mais on ne le nomme pas. Que le professeur Gerhardt soit un physiologiste original à Wurzbourg, nous ne saurions en douter. Mais il nous permettra d'avoir, en France, moins d'illusions sur sa valeur réelle. Il n'y a peut-être dans toute sa communication qu'une opinion véritablement personnelle — hâtons-nous d'ajouter qu'elle est inexacte. Le crico-thyroïdien, en effet, après la paralysie des autres muscles du larynx a pour effet d'éloigner le corps du cricoïde du thyroïde et de tendre par conséquent les rubans vocaux (Dʳ Ed. Fournié. — *Physiologie de la voix et de la parole*, p. 114),

Bonne communication du prof. G.-H. Lefferts, de New-York, sur une nouvelle classification des paralysies du larynx. Nous adresserons cependant au savant quelques légères critiques. Pourquoi dire abducteurs et adducteurs de la glotte? Il n'y a pas abduction et adduction de glotte mais constriction et dilatation. Et puis son deuxième groupe (les paralysies d'un certain nombre de muscles (le plus ordinairement les abducteurs de la glotte) résultat d'une lésion partielle, en général lentement progressive, des centres nerveux ou plus souvent des troncs nerveux) n'est-il pas un peu arbitraire?

A l'état de repos les abducteurs (crico-aryténoïdien postérieur) ne sont pas contractés, et, cependant la glotte est assez large pour la respiration normale, elle se dilate seulement sous leur influence pendant les inspirations profondes, pendant la phonation, le retrait des constricteurs suffit pour que la glotte reprenne sa disposition normale. Par conséquent, le trouble occasionné par la paralysie des abducteurs est à peine appréciable, si elle existe réellement à l'état d'isolement ce qui n'est pas prouvé.

L'espace nous faisant défaut, nous passons sous silence les communications des professeurs Schnitzler, de Vienne, et Elsberg, de New-York *sur les névroses de sensibilité du pharynx* et du larynx dans lesquelles d'ailleurs les auteurs ont fait beaucoup plus de physiologie que de pathologie.

Nous ne disons également rien de deux mémoires, le premier sur « la sécrétion muqueuse dans le larynx et la trachée, à l'état normal et à l'état pathologique », — par M. le professeur Rossbach, de Wurzbourg, déjà nommé — le second ayant pour titre : « De l'influence de l'appareil sexuel de la femme sur l'organe vocal et sur la formation de la voix. » par le docteur Bayer. Le travail du spécialiste de Bruxelles ne manque pas d'intérêt, mais qui ne connaît aujourd'hui cette vieille question de physiologie.

Extirpation des polypes du larynx par la bouche ou par l'ouverture artificielle du larynx. Indications de ces deux opérations. — Le professeur Burow (Kœnigsberg) mentionne la rareté des circonstances dans lesquelles on est obligé de renoncer à l'extirpation par la bouche. Rien n'est plus juste et il eût été fort intéressant d'entendre la description clinique des cas rares. Le professeur de Kœnigs-

berg a préféré se borner à nous dire « que la méthode extra-
laryngée ne doit être adoptée que si un laryngologiste expérimenté a déclaré la méthode intra-laryngée impraticable. »
Probablement nous étonnerions beaucoup M. Burow si nous lui
disions qu'un laryngologiste, si expérimenté qu'il soit, n'est pas
une *raison scientifique*. Ce qui s'entend dans cette sous-section
est vraiment prodigieux.

**Discussion sur les résultats du traitement mé-
canique des sténoses du larynx.** — Le docteur Koch,
de Luxembourg, prend le premier la parole. — Très classique
la communication du docteur Koch. Soulignons pourtant le
paragraphe 6ᵉ que nous ne comprenons pas très bien. « Quand
le traitement mécanique fait défaut, dit-il, il faut avoir recours
à la trachéotomie prophylactique et à la laryngotomie suivie
d'excisions, de cautérisations au galvanocautère, etc., etc » (??).

Après le docteur Koch vient le docteur Hering, de Varsovie.
Reconnaissons-le vite, celui-là ne saurait être accusé de manquer d'originalité.

Il y a, dit-il, deux formes de sténose : la sténose aiguë, et il
cite avec raison le croup, comme cause la plus fréquente de
cette première forme, et la sténose chronique.

A la première il oppose deux méthodes : le cathétérisme
d'emblée, et le cathétérisme après trachéotomie.

Pour le cathétérisme d'emblée il se sert d'instruments creux.

Pour le cathétérisme consécutif il emploie des chevilles en
zinc ou des canules spéciales (*a*) par en bas à travers l'ouverture trachéale, à l'aide de divers instruments; (*b*) *idem* (*sic*) par
le haut, par la bouche.

Que si ces moyens ne réussissent pas, il pratique la résection
partielle du larynx et applique un appareil vocal artificiel (!!!).

« Il faut le voir pour le croire » dit-on, dans la chanson de
l'invalide à la tête de bois. Qu'on ne nous reproche pas d'em-
prunter nos citations à des auteurs si peu classiques, nous n'en
trouvons pas d'autres qui traduisent mieux notre pensée.

Nous ne suivrons pas l'orateur dans la seconde partie de sa
communication sur les sténoses chroniques. Mais nous ne pouvons nous empêcher de lui poser une dernière question. Met-il
idem des larynx artificiels aux enfants affectés de laryngite stri-
duleuse ? Après tout ce serait un moyen radical sans doute
mais bien certain de les débarrasser de cette désagréable affection.

Discussion sur les indications de l'extirpation

complète ou partielle du larynx. — Bonne communication du docteur Foulis, de Glascow, qui la résume lui-même en quelques lignes :

1° L'extirpation totale est préférable à l'extirpation partielle.

2° Dans les cas de tumeurs malignes, l'extirpation du larynx est indiquée.

(A) Dès que le diagnostic est nettement établi.

(B) Le fait que les glandes du côté du cou sont envahies, peut constituer un obstacle à l'opération.

(C) Il ne faut pas opérer des malades très âgés (plus de 70 ans).

3° Le larynx peut être extirpé, lorsqu'il présente un état très accusé d'épaisissement et d'ulcération, même lorsqu'il ne s'agit pas d'une affection de nature maligne.

Pourquoi l'orateur ne cite-t-il pas les succès obtenus par Caselli avec le galvano-cautère ?

Bonne communication, mais peu originale, du docteur Philippe Sohech, de Munich, sur le même sujet.

Discussion sur l'emploi de la méthode galvano-caustique dans le nez, le pharynx et le larynx. — Les orateurs sont nombreux. Citons à la suite : le professeur Voltolini, de Breslau, qui recommande sa batterie comme supérieure à toutes les autres. Ce savant s'efforce sérieusement, et bien évidemment avec conviction, de propager une méthode bonne, mais d'une application trop compliquée. Il est possible, dans la majorité des cas, de la remplacer par des procédés plus simples, plus faciles et tout aussi peu dangereux.

Le docteur Solis Cohen, de Philadelphie. — Sa communication est bonne ; malheureusement elle se termine par la proposition suivante :

« 11. Dans l'emploi du galvano-cautère, il faut éviter avec le plus grand soin de cautériser le tissu sain, entourant les parties malades. »

Nous avions déjà bien des raisons de croire à l'existence en Amérique d'une branche cadette des La Palisse. A présent, nous n'en doutons plus.

Les docteurs Padier (de Paris), Lange (de Copenhague), Foulis (de Glasgow), Browne (de Londres) préconisent successivement leur batterie.

Discussion sur les végétations adénoïdes de la voûte du pharynx. — Le docteur Neyer (de Copenhague) fait une communication très bonne sur le sujet au point de vue de l'étiologie, des symptômes et du diagnostic de l'affection.

Pour le traitement, il conclut exclusivement à la nécessité de l'extirpation dans tous les cas. Le traitement général par les sulfureux et l'iode est indispensable. Quant au traitement local, on pense généralement en France que les cautérisations suffisent. Ces productions ne doivent pas être du ressort de l'instrument tranchant, même quand elles sont volumineuses.

Le docteur Lœwenberg prend ensuite la parole. Suivant nous, ce praticien exagère l'influence des productions adénoïdes sur la cage thoracique. Il y a, ce semble, confusion dans sa communication, la cause des tumeurs adénoïdes agissant à la fois sur les parties supérieures et sur les parties profondes de l'appareil respiratoire. M. Lœwemberg opère avec le galvano-cautère et en se servant du miroir laryngien. Nous venons de dire ce que l'on pense généralement de ce mode d'invention.

Enfin la sous-section des maladies de la gorge termine ses travaux par une grande discussion sur la nature et le traitement de l'ozène.

C'est le docteur B. Frænkel, de Berlin, qui parle le premier. Pour ce spécialiste, l'ozène est toujours une affaire de catarrhe et de stagnation muqueuse.

On ne saurait donc en aucun cas le faire dépendre d'une affection constitutionnelle.

Mais alors pourquoi l'odeur persiste-t-elle en partie même après un nettoyage complet ? Pourquoi surtout reparaît-elle presque immédiatement après ce nettoyage? Et puis, s'il en est ainsi, à quoi bon cautériser *prudemment* (!!) la muqueuse avec un fer chauffé à blanc?

Le docteur Guignier (de Cauterets) recommande le lavage des parties malades avec les eaux sulfureuses. Voilà ce que l'on peut appeler de la thérapeutique par substitution.. malheureuse.

Les docteurs Justi, Spemer, Watson, etc., ne nous satisfont pas davantage.

Reste le travail de M. Edouard Fournié. Il nous appartient d'autant moins d'exprimer notre sentiment sur cette œuvre que les lecteurs de la *Revue* ont pu juger par eux-mêmes la communication de notre directeur (voir le numéro du 3 septembre dernier). Nous nous bornerons à dire, à titre d'impression générale, que cette communication nous a paru un véritable modèle *d'introductory paper*. Un résumé historique suffisant pour

6

préparer à la discussion en constitue la première partie. Les suivantes reposent sur les résultats d'une pratique personnelle suffisamment longue, pour intéresser les auditeurs et les pénétrer de cette vérité, que si l'ozène ne guérit pas toujours, on peut, dans tous les cas, en modérer l'intensité et annihiler complètement ses manifestations fâcheuses.

SECTION V. — CHIRURGIE.

Président : John Erichsen, esq., Prés, R. C. S., F. R. S. — *Vice-Présidents* : Prof. E.-H. Bennett. M. D., de Dublin. Prof. Humphry. M. D., F. R. S., de Cambridge. — W.-S. Savory, esq., F. R. S., de Londres. — *Secrétaires* : H.-G. Howe, esq., Thomas Smith, esq., Rickman, J. Godlee, esq.

Les bureaux de la section sont constitués dès le 3 août. M. le président prononce immédiatement son discours inaugural. L'espace nous manque pour analyser cette allocution dans laquelle exposant les débuts modestes de la chirurgie, le Dr Ericksen nous montre cette science dans toute son expansion moderne, enrichie de découvertes nombreuses et considérables, audacieuse avec prudence et opérant chaque jour de véritables miracles. Le 4 août la section commence ses travaux proprement dits, travaux bien remarquables et sur lesquels malheureusement nous ne pouvons nous étendre aussi longuement que nous aurions aimé à le faire. Les représentants les plus autorisés de la chirurgie des deux mondes sont, en effet, présents. Sans parler de cette grande école anglaise si connue et si justement appréciée, tous les chirurgiens de l'école de Paris, Ollier, Langenbeck, Ronauder et tant d'autres que nous ne pouvons nommer ont tenu à se rendre à Londres et sont là chaque jour assistant assidûment aux séances. Nous sommes obligé de ne consacrer que deux articles à l'analyse de ces séances. Puissions-nous arriver à donner une faible idée de l'importance des nombreux et intéressants sujets que nous y avons entendu traiter.

Ce sont les tumeurs abdominales qui font l'objet de la première discussion. Spencer Wells, le grand ovariotomiste anglais, prononce un discours d'introduction sur les progrès récents obtenus dans leur traitement chirurgical. Cszerny d'Heidelberg, Charles Regher de Saint-Pétersbourg, Marcy, de Boston, prennent ensuite la parole.

Nous entendons également M. Lawson Tait, de Birmingham, qui lit un mémoire sur le même sujet. M. Tait n'est pas listérien et cependant il a obtenu des résultats merveilleux. Toute tumeur franchement bénigne de l'abdomen ou du pelvis, menaçant la vie du malade ou gênant considérablement son existence, doit être examinée, dit-il, au moyen d'une incision exploratrice. Partant de ce principe, le chirurgien de Birmingham a ouvert l'abdomen dans plusieurs cas jusqu'alors réputés comme inaccessibles à l'intervention chirurgicale (calculs biliaires, kystes hydatiques du foie, grand kyste du même organe, kyste du rein, abcès de la rate, abcès du bassin, suppuration d'une trompe de Fallope, grossesse tubaire). Sur 36 opérations, il n'a eu qu'un décès dans un cas de grossesse des trompes. La mère était trop épuisée pour que la guérison fût possible, mais l'enfant a survécu.

Dans toutes ces obervations M. Tait s'est simplement conformé aux principes suivants :

1° Opérer avant que le malade soit trop épuisé;

2° Ouvrir l'abdomen sur la ligne médiane;

3° Avoir bien soin d'éviter l'entrée du contenu des cavités attaquées dans le péritoine;

4° Fermer complétement la cavité péritonéale dans toute circonstance, ceci se faisant par la réunion de la plaie de la tumeur, à la plaie de la paroi abdominale, préalablement au drainage de la cavité;

5° Isolement complet du malade de toute influence malsaine ou empoisonnée.

Le Dr de Zwaan, chirurgien en chef de l'hôpital municipal de La Haye, lit aussi un mémoire sur l'extirpation des tumeurs abdominales. Il intitule sa communication : Modifications apportées à l'extirpation sus-vaginale de l'utérus. (Opération de Péan). Que M. Zwaan nous permette de le dire, les conseils qu'il donne, les procédés qu'il préconise manquent un peu d'originalité. Mieux au courant de la manière d'opérer de Péan, il saurait, par exemple, que le grand ovariotomiste français fait tout ce qu'il peut pour protéger les organes abdominaux contre un refroidissement brusque et éviter de déranger la situation normale des intestins. Préconiser ces précautions ne suffit donc pas aujourd'hui pour annoncer une modification sérieuse aux procédés anciens.

Après le Dr de Zwaan, le Dr Pye Smith lit l'observation d'un cas de gastrotomie qu'il pratiqua pour un rétrécissement cicatriciel de l'œsophage. La malade put vivre dix-huit mois et demi après l'opération. M. Smith ne parle pas du procédé qu'il employa pour établir sa fistule gastrique. Il se tait également sur les tentatives de dilatation simple de l'œsophage qu'il dut évidemment tenter avant de se décider à faire la gastrotomie. Ces omissions nous obligent à faire quelques réserves sur la communication. En France, croyons-nous, on aurait pu éviter une intervention si radicale.

Des tumeurs de l'abdomen on passe naturellement aux hernies. Deux mémoires assez remarquables sont présentés sur le sujet. Dans le premier, M. W.-D. Spanton, revenant sur une idée bien vieille, bien des fois discutée par les chirurgiens de tous les temps et de tous les pays, et en définitive toujours considérée comme trop dangereuse pour être adoptée, préconise la kélotomie des hernies simples afin d'en obtenir, dit-il, la cure radicale.

Évidemment M. Spanton doit avoir des succès remarquables. On en obtient même quand l'intestin est étranglé, mais cette méthode n'en est pas moins dangereuse. L'orateur invoque les incommodités et les humiliations auxquelles les hernies donnent lieu ; il parle des avantages sociaux que l'on pourrait retirer de l'emploi de son procédé. Mais n'en déplaise à M. Spanton, nous ne sommes certainement pas encore à la veille de le voir universellement adopté. Nous ferons la même observation au Dr H.-O. Mascy, de Boston, qui, partisan également de la cure radicale, ferme les canaux, dit-il, au moyen de ligatures animales désinfectées.

La section va maintenant s'occuper de la grande question du traitement chirurgical des affections du rein. Naturellement la néphrectomie, mise, on le sait, à l'ordre du jour de la chirurgie française par une communication récente du professeur Le Fort à l'Académie, tient la place principale dans les communications. C'est le professeur Czerny, d'Heidelberg, qui prononce le discours inaugural. Reyher de Saint-Pétersbourg, Godlee, de Londres et beaucoup d'autres prennent part aux discussions. Voici les conclusions remarquablement précises du professeur Czerny :

« 1. L'extirpation est indiquée dans les cas de blessures du rein, de reins flottants, kystes, hydronéphroses, tumeurs et fistules communiquant avec l'uretère ; et cela dès que la vie du malade est en danger et que les autres méthodes de traitement sont inefficaces, pourvu que l'autre rein soit sain.

2. La néphrectomie peut être pratiquée par une section abdominale comprenant l'incision du péritoine, ou par une section lombaire qui laisse le péritoine intact. La première méthode est convenable dans le cas de rein mobile ; la seconde est indiquée quand le rein est complètement ou à peu près fixe.

3. L'incision lombaire constitue le procédé le moins dangereux et mérite, par conséquent, la préférence.

4. La meilleure façon d'agir, quant au pédicule, consiste à le lier avec soin et à l'abandonner, en mettant en œuvre toutes les précautions antiseptiques.

5. L'incision avec suture du bord du kyste à la peau constitue le meilleur traitement dans le cas de reins hydronéphrotiques adhérents, empyème du calice et échinocoques du rein.

6. La méthode consistant à faire le cathétérisme de l'uretère chez la femme et à exercer une constriction sur l'uretère de l'homme, dans le but de confirmer le diagnostic d'une affection rénale unilatérale, n'a pas été assez employée et mériterait de l'être plus : on pourrait peut-être y joindre l'emploi simultané de l'endoscope. » — *Abstracts*, p. 225.

Faisons des réserves pour le dernier paragraphe qui nous paraît bien théorique, et pour le cinquième dont les conclusions ne doivent pas non plus trouver souvent leur application.

Maintenant, comment le professeur Czerny omet-il de parler du temps si difficile de l'énucléation de l'organe ? Presque toujours le rein malade, en effet, est entouré d'un tissu cellulaire enflammé très adhérent et qui en rend l'extraction fort pénible. C'est ce que nous avons pu observer l'année dernière dans la néphrectomie pratiquée par le professeur Le Fort. C'est ce que signalent tous les deux, dans leur communication MM. R. Barwell et Clément Lucas. « Le rein, dit ce dernier, était tellement adhérent aux côtes qu'on dut le détacher avec un bistouri boutonné. Et M. Barvell : « Je prévis que la proximité de la deuxième côte et de la crête iliaque et un tissu cicatriciel épais causeraient des difficultés..... Je fis l'incision oblique habituelle ; mais le tissu cicatriciel gênait considérablement et je ne pus m'en servir comme guide vers le rein. » Notons au passage que M. Barwell a employé la méthode de morcellement préconisée par Péan.

« Je coupai, dit-il, la tumeur en deux avec des ciseaux dans la profondeur de la plaie, séparant chaque partie du pédicule lié, et les extirpai séparément. » Comme on le voit, les deux communications auxquelles nous faisons allusion ont pour objet d'exposer à la section de chirurgie chacune un cas heureux de néphrectomie.

Nous en trouvons un autre dans le mémoire de M. W. Morrant Baker, intitulé : « Affections pathologiques du rein susceptibles d'une intervention chirurgicale. Observation de trois faits. »

Il est vrai que l'auteur ne donne aucun détail sur son opération. Les deux autres faits observés par le chirurgien anglais sont absolument classiques. Il s'agit de néphrotomies pratiquées pour des abcès périrénaux d'origine rénale. Nous n'y insisterons donc pas. Nous ne ferons également que signaler la communication de M. Arthur-E. Barber qui ne présente rien que l'on ne trouve dans tous les auteurs. Elle a pour titre : « Quelques points relatifs aux opérations qui se font sur les reins. »

Progrès récents dans la méthode d'extraction des calculs vésicaux. — Grande discussion entre sir Henri Thompson, le célèbre spécialiste anglais, et le professeur Henry Bigelow (de Boston). Il s'agit de savoir exactement lequel des deux chirur- a découvert la lithotritie rapide. Ne voulant pas nous occuper de ces questions de priorité, d'ailleurs bien difficiles à trancher, nous passons aux communications suivantes :

M. Mazzoni, de Rome, expose la pathologie des calculs du périnée. Ils peuvent, dit-il :

1° Dériver directement de la vessie;

2° Se former dans les fistules vésico-urétho-périnéales;

3° Être contenus dans un kyste formé par les parois de l'urèthre;

4° Se trouver dans le scrotum sans communiquer avec le canal.

Dans le troisième cas, il faut former un hypospadias permanent. Dans tous les autres, le calcul doit être extrait et la fistule guérie.

Puis une discussion s'engage sur la lithotritie et la taille. Presque tous les chirurgiens présents y prennent part, c'est dire que nous ne saurions la reproduire sans répéter les arguments donnés dans tous les livres classiques.

Enfin trois communications sont présentées ayant pour objet de ramener les chirurgiens à la taille hypogastrique trop délaissée peut-être à notre époque. Les lecteurs de la *Revue* auront soin de les rapprocher du rapport de M. Gosselin, à l'Académie (numéro du 24 septembre dernier). Ils verront quels résultats cette opération a déjà donnés à M. Périer dans deux cas demeurés célèbres.

C'est un chirugien de Paris, M. Th. Auger qui prend le premier la parole. Il se sert du thermo-cautère pour arriver dans le réservoir de l'urine. Combinée au procédé de Pétersen, la taille sus-pubienne doit, en effet, donner les meilleurs résultats possibles quand la prostate hypertrophiée est, dit M. Th. Auger, comme enclavée dans la loge ostéo-fibreuse et inextensible du petit bassin.

Puis M. Vincent (de Lyon) lit un mémoire sur la laparotomie et la cystorrhaphie dans les plaies perforantes intrapéritonéales de la vessie. Analysé déjà dans ce journal, au moment où il fut publié par son auteur, (Archives générales de médecine et de chirurgie), ce travail se termine par les conclusions suivantes :

Étant donnée l'inexorable léthalité des perforations intrapéritonéales de la vessie avec épanchement d'urine sous le péritoine, il faut, en présence de ces accidents redoutables, recourir à la laparotomie et à la suture de la vessie comme à l'unique moyen rationnel de salut. Notre procédé de suture vésicale à double plan séreux adossé donne les garanties les plus certaines d'imperméabilité et de résistance. Il permet à la vessie de récupérer immédiatement ses fonctions et met à l'abri de la continuation ou du retour de l'épanchement urinaire. Les chances de succès, en ce qui concerne la vie du blessé, sont en rapport inverse avec le temps écoulé depuis l'accident. Il faut donc exécuter l'opération le plus tôt possible. La conduite que nous conseillons, en nous basant sur nos expériences, n'est autre que celle suivie déjà par Walter, Willett et Heath.

Si les précautions antiseptiques du pansement listérien ont éloigné le danger des opérations ayant la péritoine pour siège, si, d'autre part, nos expériences paraissent avoir démontré qu'on peut réaliser une suture vésicale très solide, très sûre, n'est-il pas permis de proposer un retour vers l'emploi de la taille sus-pubienne en la terminant par une suture perdue comme celle que nous avons expérimentée? Ne doit-on pas la préférer — le danger de la péritonite, des infiltrations et des fistules étant évité, — comme procédé de choix à tous les procédés de cys-totomie périnéale? Ne doit-on pas songer à se débarrasser de l'antique fatras des lithotomistes et ne garder à l'avenir, pour l'extraction des calculs de la vessie que deux moyens : la litho-tritie pour les calculs friables ou de petit volume et la taille hypogastrique pour les calculs volumineux ou d'une dureté extrême?

Enfin, M. Adolfe Fischer, de Budapest, va encore plus loin que le chirurgien de Lyon. Il propose la résection de la vessie, et considère les conditions pathologiques suivantes comme principales indications de son excision partielle :

1. Plaie contuse de la vessie.

2. Diverticule de la vessie contenant un calcul enkysté.

3. Dilatation générale de la vessie quand la cause en est sup-primée ou peut l'être.

4. Tumeurs bénignes et malignes se développant dans les pa-rois vesicales.

5. Fistule vésico-abdominale, vésico-vaginale, recto-vésicale.

6. Ulcérations destructives avec menace de rupture, sans exclure les autres méthodes de traitement.

C'est, on le voit, s'éloigner grandement des idées jusqu'à pré-sent admises. L'avenir donnera-t-il raison à M. Adolfe Fischer? Véritablement nous ne saurions le croire.

Des rapports entre l'adénome, le sarcome et le carcinome du rein chez la femme; diagnostic de ces tumeurs à la période de début; résultats du traitement chirurgical. — Tel est le sujet d'une discussion soulevée à la cinquième section par le Dr Sa-muel Gross de Philadelphie. Les deux premières parties de la communication sont admises presque sans conteste. L'orateur y développe ces points d'anatomie pathologiques sur lesquels on ne discute généralement que les mots. Mais il n'en est pas de même de la troisième. M. Gross est chirurgien, en effet, et chirurgien optimiste, et il a contre lui, par cela même tous les médecins présents à la séance. Signalons parmi les plus acharnés le professeur Semmola. C'est une vérité indiscutable que jamais médecins et chirurgiens ne s'entendent sur la valeur et l'opportunité des amputations du sein. Quel médecin consentirait à admettre les propositions suivantes du savant de Philadelphie :

L'intervention chirurgicale dans les cas de sarcomes et de carcinomes, non seulement retarde la marche de la maladie en prévenant la dissémination locale et le développement de tumeurs viscérales, mais, de plus, elle amène, et cela assez souvent, une guérison radicale.

Les reproductions sur place de sarcome et de carcinome n'empêchent pas d'obtenir une guérison définitive, pourvu qu'on les enlève complètement dès qu'elles apparaissent.

Le fait que les ganglions lymphatiques sont infectés, ne s'oppose pas à l'opération en cas de carcinome ; en effet, les glandes infectées ont été extirpées dans un tiers environ des cas dans lesquels la guérison radicale a été obtenue.

Les opérées de sarcome ou de carcinome, d'une manière générale, peuvent être considérées à l'abri d'une reproduction locale et générale, lorsque trois années se sont écoulées depuis la dernière opération.

M. Gross oublie, suivant nous, le meilleur argument en faveur de l'intervention chirurgicale dans les cas de ce genre.

L'amputation du sein, aurait-il pu dire, est actuellement une opération si simple ; la guérison peut s'en obtenir si rapidement, grâce aux méthodes antiseptiques, qu'il n'y a réellement pas lieu de laisser une femme mourir dans l'épouvantable et lente agonie d'un cancer extérieur, suivant le cours normal de son évolution.

De la valeur comparative des résections hâtives et des résections tardives dans les diverses affections articulaires. — Communication fort intéressante par le professeur Ollier (de Lyon).

Le monde médical connaît trop les travaux du savant français sur la régénération des os pour ne pas admettre son autorité dans la question des résections. Aussi le discours qu'il prononce est-il écouté avec l'attention la plus respectueuse, la plus sympathique. Résumons-en les passages principaux.

Les résultats orthopédiques et fonctionnels des résections articulaires sont subordonnés, dit M. Ollier, à deux éléments principaux : la méthode opératoire employée, et l'état d'altération plus ou moins grande des tissus qui constituent ou entourent l'articulation.

D'une manière générale, plus une résection pratiquée pour une ostéo-arthrite, sera faite de bonne heure, plus ses résultats orthopédiques et fonctionnels seront satisfaisants.

Le chirurgien de Lyon expose alors les méthodes avec lesquelles on peut arriver à la reconstitution des articulations sur leur type primitif. Ces méthodes, on le sait, ont été découvertes à la suite des expériences de M. Ollier, dont elles sont la conséquence logique. Puis il se prononce pour les résections hâtives, dans les cas d'ostéo-arthrite fongueuse. La méthode antiseptique, dit-il, rend encore leurs indications plus fréquentes qu'autrefois.

Consécutivement aux traumatismes, l'orateur croit à la supériorité des résections secondaires, mais il ne les veut pas trop tardives.

Après M. Ollier, le professeur Kocher (de Berne), résume dans les quatre propositions suivantes, les indications et les contre-indications des résections en général :

« 1. L'amputation de la cuisse est indiquée dans les cas où la tumeur blanche existe chez des personnes atteintes de tuberculose des organes internes ou celles que la maladie a rendues très anémiques; ou qui ont constamment une température très élevée ou qui sont réduites par la suppuration.

2. La résection est le meilleur traitement dans tous les autres cas, s'il y a contracture de l'articulation, ou s'il existe de grands désordres fonctionnels.

3. Dans ces conditions la résection donne toujours de meilleurs résultats que ceux obtenus par la chirurgie conservatrice.

4. On ne doit avoir recours qu'exceptionnellement à la résection chez les enfants ou chez les vieillards. Quant à la réunion des extrémités osseuses les résultats obtenus chez l'adulte valent ceux obtenus chez l'enfant. »

M. Newman (de Stamford) lit une observation intitulée : *Suppuration de l'articulation du genou droit ; nécrose du tibia; drainage de l'articulation; ankylose osseuse ; fracture consécutive de l'extrémité du tibia ; guérison.*

Le Dr Louis Sayre (de New-York) présente un spécimen de reproduction de la tête et du col du fémur après résection de la hanche.

M. Rushton Parker (de Liverpool) fait une longue communication sur le traitement des fractures de cuisse.

Enfin le professeur Agnello d'Ambroisio (de Naples) clôt la série des mémoires sur les affections articulaires par la lecture d'une note sur la cure de l'arthrite fongueuse (tumeur blanche) au moyen de l'électrolyse.

La section passe alors à sa quatrième grande discussion. Les débats sont ouverts par W.-S. Sacory. C'est le professeur Lister qui pose les conclusions.

Il s'agit de déterminer les causes qui empêchent la réunion par première intention dans les plaies d'opération, et d'indiquer les méthodes de traitement les plus propres à l'obtenir.

Nous entendons de nombreux orateurs. Signalons parmi ceux-ci le professeur Trélat, le professeur Letiévaut, Verneuil, Sampson, Ganigee et Humphry.

Pour le professeur Verneuil, on le sait, la réunion immédiate est tantôt une opération fondamentale *nécessaire*, tantôt un acte surajouté à une opération et qui reste tout à fait facultatif. Dans les deux cas elle offre, avec une utilité très différente, les mêmes chances d'insuccès et les mêmes dangers.

Avant d'associer à une opération quelconque la réunion immédiate facultative il faut chercher si le blessé n'est pas atteint de quelque état morbide qui ferait rejeter ou ajourner chez lui une réunion anaplastique.

Dans ce dernier cas, il faut attendre si c'est possible, ou s'abstenir, pour ne pas courir au-devant d'un insuccès plus ou moins périlleux et employer un autre procédé de pansement qui, à défaut de promptitude dans le résultat, offrira du moins plus de sécurité et d'innocuité.

Se plaçant sur un terrain exclusif, moins scientifique il faut bien le reconnaître, MM. Sampson et Ganigee, de Birmingham, et Humphry, de Cambridge, se bornent à constater les causes qui entravent la réunion par intention première.

Le défaut de force nutritive nécessaire pour les procès de réparation chez les personnes affaiblies et âgées, qui se fait surtout sentir dans les membres inférieurs alors que les artères sont dégénérées, doit être placé en première ligne. Puis il faut signaler la présence de corps étrangers dans la plaie, la stagnation du sang et du pus qui séparent les surfaces et irritent les bords en se décomposant.

De là, nécessité d'une bonne hémostasie quand on veut obtenir la réunion immédiate et M. Humphry compare longuement les différents moyens que nous possédons d'arrêter le sang après les traumatismes.

On doit, en outre, bien mettre en contact les surfaces et les lèvres de la plaie, éviter toute tension, manipuler délicatement, drainer, panser à sec et rarement, comprimer légèrement et faire garder aux parties malades le repos le plus absolu. M. Ganigee recommande avec instance le pansement à la ouate absorbante qui facilite le drainage superficiel, et exerce en vertu de son élasticité extrême et presque indestructible une compression uniforme calmante et sans danger.

Les deux chirurgiens anglais préconisent enfin l'emploi des antiseptiques. Rien donc, en résumé, ne se trouve dans leurs communications que nous n'ayons appris à connaître depuis longtemps.

On sait le nombre incroyable des variétés de pansements successivement proposés depuis quelques années. Encore une nouvelle à rapprocher de celles que nous possédons déjà. Elle a pour patron, nous pourrions dire pour père, un chirurgien des États-Unis, M. J. Scherwell. « La septicité, dit-il, est due dans une large mesure à l'infection directe par les mains des assistants et les instruments imparfaitement nettoyés. Le pansement proposé est le charbon de bois en poudre, appliqué médiatement ou immédiatement et laissé en place pendant longtemps sans être renouvelé ; on l'enlève, quand le besoin s'en fait sentir à l'aide d'un courant d'eau. Ce pansement a pour but de remplacer celui de Lister sur les champs de bataille d'une manière satisfaisante bien que grossière. » — *Abstracts*, p. 284.

Signalons encore parmi les mémoires importants présentés à la section de chirurgie, le travail du Dr W.-J. Little de Londres, sur « l'étiologie du pied-bot congénital ». La théorie présentée par l'auteur diffère à peine de celle de M. Jules Guerin.

La communication de M. Goodwillie de New-York sur « une nouvelle méthode d'extirpation (intra-nasale ou intra-buccale) des os du nez et de la bouche par des instruments chirurgicaux suivie d'une reproduction de l'os ». Naturellement cette reproduction s'obtiendrait en conservant le périoste.

Enfin le mémoire beaucoup plus important de M. Whitehead, sur lequel nous devons nous arrêter un instant. L'auteur y préconise l'extirpation de toute la langue par la bouche à l'aide de ciseaux.

L'opération, dit-il, pratiquée plus de trente fois depuis le 3 novembre 1877, comprend six temps. — 1. La bouche est ouverte, autant que possible, à l'aide d'un appareil convenable; on confie cette charge à l'un des deux aides nécessaires à l'opération. — 2. La langue est tirée hors de la bouche à l'aide de deux ligatures passées au travers de son tissu à deux centimètres environ de la pointe. — 3. L'opérateur détache en premier lieu toutes les adhérences de la langue à la mâchoire et aux piliers du palais. — Les muscles de la langue sont ensuite incisés en travers au moyen d'une série de petits coups de ciseaux, jusqu'à ce que toute la langue soit séparée du bord inférieur de la mâchoire inférieure et aussi loin que possible en arrière, sans blesser l'épiglotte. — 5. L'artère linguale et les autres sont liées immédiatement après la section. — 6. Un fil de soie est passé au travers du repli muqueux glosso-épiglottique, pour pouvoir attirer en avant le plancher de la bouche, en cas d'hémorrhagie secondaire.

Les difficultés et les dangers de l'opération sont peu sérieux, poursuit M. Whitehead. On peut facilement surveiller l'hémorrhagie.

Suit l'exposé de 28 cas dans lesquels on a à peine 11 0/0 de morts, résultats bien préférables à ceux des autres méthodes, dit en terminant l'auteur anglais, dans lesquelles on a jusqu'à 30 et 60 mauvais cas sur cent.

Nous sommes au 9 août le dernier jour du congrès. A la hâte les membres de la section lisent les communications qu'ils n'ont encore pu présenter. La plupart d'ailleurs ne sauraient nous arrêter, même un instant. Faisons pourtant une exception pour un travail de M. Verneuil, très apprécié et discuté assez longuement, nous devons le dire.

« L'influence des diathèses tuberculeuse, goutteuse, ou autres sur la syphilis », tel est le titre de son mémoire.

L'auteur y fait d'abord l'historique des *hybrides syphilitiques*, puis il dit vouloir s'attacher surtout à l'hybridité scrofulo-syphilitique et syphilo-cancéreuse.

Voici les résultats sommaires de ses observations :

Hybridité scrofulo-syphilitique. — En général, la scrofule, état antérieur, agit sur la syphilis, état surajouté. La réciproque est plus rare. Cependant la vérole chez les adolescents et les jeunes adultes rappelle parfois la strume, qui sommeillait depuis la première enfance.

La scrofule attire d'abord la syphilis sur les organes qu'elle affecte elle-même communément (peau, ganglions lymphatiques, périoste, etc.), y provoquant le processus suppuratif, rare dans

la syphilis simple. Elle modifie les ulcérations syphilitiques secondaires et tertiaires. Enfin si elle n'aggrave pas notablement la
syphilis, si elle en rend peut-être les manifestations locales plus
fixes, elle abolit généralement, en revanche, le symptôme douleur.

La tuberculose, au contraire, si elle ne favorise pas l'apparition des lésions graves et rebelles de la vérole, telles que le
rétrécissement du rectum, par exemple, les entretient indéfini-
ment à coup sûr.

Dans l'hybridité syphilo-cancéreuse, c'est le néoplasme, dernier venu, qui subit l'influence de la vérole. J'ai vu cependant,
dit le savant professeur, le cancer atteindre, sans doute comme
locus minoris resistantiæ, un testicule guéri depuis deux ans de
syphilome.

L'association dans une tumeur, dans une ulcération de la
syphilis et du cancer, donne à la lésion une physionomie dou-
teuse qui rend le diagnostic très épineux.

D'ordinaire les caractères objectifs sont ceux de la vérole
tertiaire, mais les progrès continus, la généralisation fréquente
et en fin de compte la terminaison finale plaident pour le néoplasme.

Le traitement spécifique doit toujours être tenté dans les cas
douteux. Il procure quelquefois des améliorations surprenantes
qui feraient croire à la guérison. Ces arrêts passagers étonnent
à bon droit ceux qui savent combien le mercure et l'iodure de
potassium sont généralement inutiles, sinon nuisibles, dans les
cas de néoplasme épithéliaux et carcinomateux ordinaires.

Signalons enfin une des dernières communications, celle de
M. Drysdale de Londres : Des différentes opinions qui règnent
à Londres et à Paris sur les variétés de chancre.

L'auteur est dualiste comme la plupart des praticiens français et il serait très heureux de voir discuter en Angleterre, où
se trouve encore un si grand nombre d'unicistes, la question
de l'origine de la syphilis. Malheureusement le temps manque
et la question soulevée demeure à résoudre.

Quoi qu'il en soit, les œuvres de la cinquième section ne sont
assurément pas perdues pour la science. Des questions importantes ont été soulevées. Espérons que les praticiens de l'avenir
en tireront quelque bénéfice.

SECTION VI. — OBSTÉTRIQUE ET GYNÉCOLOGIE.

Président: Dr M. Clintoch, de Dublin. — *Vice-présidents:* Drs Barnes, Brexton, Hichs, Matthews Duncan, Priestley. — *Secrétaires:* Drs Galabin, John Williams.

Section importante et dont nous serions bien heureux d'étudier en détail tous les travaux. Malheureusement l'espace nous manque. Aussi ne pourrons-nous donner même une idée générale que des œuvres les plus considérables au point de vue de l'obstétrique, ce qui ne veut pas dire qu'en dehors des questions auxquelles nous devons nous arrêter, nous n'ayons entendu des communications du plus haut intérêt.

C'est le grand accoucheur de Dublin, M. Clintoch, qui prononce le discours inaugural. Ce chef-d'œuvre d'éloquence savante et honnête produit sur l'auditoire une telle impression que nous ne pouvons résister au désir d'en citer les passages principaux. Arrivons immédiatement au cœur du sujet.

Comme c'est la première fois, dit le savant irlandais, que Londres a l'honneur de réunir le Congrès médical international, je crois qu'il est bon de passer en revue quelques-uns des plus éminents obstétriciens de cette ville, qui, par leurs écrits, leur enseignement et leurs découvertes, ont contribué dans une certaine mesure, au développement de la gynécologie et de l'obstétrique, aussi bien qu'à la réputation médicale et chirurgicale de Londres.

Dans cette analyse rétrospective, je ne trouve qu'un nom au xvie siècle, Thomas Raynald, le traducteur du traité célèbre d'Eucarius Rhodion, *De partu hominis.* L'édition anglaise originale, par Raynald, parut vers 1540, elle fut le premier traité d'accouchement publié en anglais, et pendant cent ans on n'en posséda pas d'autre.

Au commencement du xviie siècle, l'immortel William Harwey atteignit rapidement une grande renommée. Il passa ici la plus grande partie de son temps, étant médecin du roi, et fit des leçons au Collège royal de médecine sur l'anatomie et l chirurgie. Nous savons, par le témoignage de ses contemporains, que, comme praticien, Harwey excella dans les accouchements et le traitement des maladies de la femme.

Avant la publication de ses travaux célèbres sur la génération, la parturition, la conception, etc., il n'y avait, d'après le Dr Areling, que trois ouvrages d'obstétrique en langue anglaise, à savoir les traductions de Rhodion, de Rueff et de Guillemeau. Le travail de Harwey était, par conséquent, le premier livre sur les accouchements écrit par un Anglais, imprimé dans notre langue, et l'influence qu'il eut sur la pratique de ce temps peut facilement être jugée. La part qu'il a prise dans la branche de médecine dont nous nous occupons est hors de contestation ; aussi est-ce de bon cœur que, samedi prochain, nous irons saluer sa statue à Folkestone, son lieu de naissance, honorant ainsi la mémoire d'un homme qui a fait les plus importantes découvertes en médecine, et qui, par conséquent est un des plus grands bienfaiteurs de l'humanité.

Contemporain d'Harwey, vivait un autre accoucheur remarquable, Pierre Chamberlen, l'inventeur du forceps. Malheureusement pour lui, l'éclat de sa réputation est terni par la manière dont il cacha le secret de sa découverte dans un but purement égoïste. Il était le père du docteur Hugh Chamberlen. qui traduisit en anglais les ouvrages de Mauriceau. Un beau monument à la mémoire du Dr Hugh Chamberlen a été élevé dans l'abbaye de Westminster par son ami, le duc de Buckingham. Il n'y eut pas moins de cinq générations de Chamberlen qui exercèrent la profession médicale, et le Dr Pierre Chamberlen, qui vécut très vieux, a été le médecin de cinq rois d'Angleterre.

À la fin de ce xviie siècle, Rickard Wiseman, chirurgien de Charles Ier, publia un Traité de chirurgie, dans lequel il donne une excellente description des abcès pelviens consécutifs à l'accouchement, prévenant ainsi Buzos et exposant des vues plus correctes et plus rationnelles sur la pathologie de cette affection.

Le xviiie siècle était destiné à voir un développement merveilleux de l'obstétrique, ainsi que de beaucoup d'autres sciences. Comme on peut le présumer, Londres offre à cette période plusieurs accoucheurs éminents.

Le premier, par ordre chronologique, est John Arbuthnot, médecin de la reine Anne. Quoique aucun monument de sa supériorité obstétricale ne soit demeuré, c'était cependant un éminent accoucheur. Ses talents littéraires, sa profonde érudition et sa haute position sociale, lui donnaient beaucoup de

crédit parmi ses confrères. Habile dans tout ce qui touchait à
la science, il tint une haute place parmi les écrivains et les
esprits de cette époque; l'un d'eux (Swift ou Pope) fait allusion
dans ses poésies à

La douce main obstétricale d'Arbuthnot.

Un homme, considéré comme un égal et un ami, par Parnell,
Gay, Bolingbroke, Swift et Pope, ne pouvait manquer d'illustrer
les sujets auxquels il appliquait son vaste pouvoir intellectuel.
En parlant de lui, Swift dit : « Il a plus d'esprit que nous tous
et sa bonté est égale à son esprit. » Un plus haut tribut ne
pouvait lui être payé.

Le Dr John Maubray est célèbre, non par ses ouvrages, mais
par un grand talent d'enseignement obstétrical. Il fit un cours,
nous dit le Dr Deuman, dans sa maison dans « Bond street »,
à partir de 1724.

A peu près contemporain de Maubray, citons Edmond Chap-
man. Il fut le second professeur public dans cette cité, et a
droit à notre reconnaissance pour avoir le premier donné la
description de ce « noble instrument » comme il appelle lui-
même le forceps obstétrical. La première édition de son livre
parut en 1733.

A peu près à cette même période, vivait Richard Mannin-
gham, homme de savoir considérable, et ayant la réputation
d'avoir beaucoup de succès dans sa pratique obstétricale. C'est
lui qui, le premier, en 1739, ouvrit dans l'infirmerie paroissiale
de Saint-James Westminster, une salle exclusivement réservée à
la réception de femmes en couche. L'idée fit son chemin, et
quelque temps après dans une autre partie du royaume, la
grande maternité de Dublin était fondée par le Dr Bartho-
lomew Hosse.

L'année d'avant l'ouverture de la salle obstétricale de l'hôpital Saint-James, un chirurgien, venu d'une petite ville de
province d'Écosse, s'établissait à Londres comme accoucheur et
faisait enfin la plus grande réforme que jamais la science
obstétricale ait subie. Cet homme c'était William Smellie, nom
respectable entre tous, partout où l'obstétrique est cultivée
comme science. Pendant vingt ans, Smellie pratiqua et enseigna
à Londres ; il publia le premier volume de son célèbre Traité
en 1751, et son magnifique Atlas en 1754. Parmi ses élèves,
qui plus tard devinrent éminents, citons William Hunter, Deuman, David Nébride (Dublin), John George Rœderer (plus tard

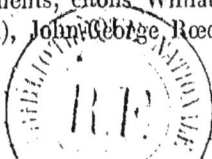

7

professeur d'accouchements à Gottingen), James Lloyd (Boston) et William Shippen (Pensylvanie). Ces derniers ont été, d'après le professeur Tarnier, les deux premiers accoucheurs américains. Je m'étendrais volontiers sur la vie et les ouvrages de ce grand homme, mais je suis obligé d'abréger. Smellie possédait un pouvoir étonnant de travail et un jugement très net; mais il avait, en outre, une grande finesse de perception des faits, qui fit de lui un profond observateur de la nature; c'est là que se trouve le secret de ses immenses succès comme réformateur en accouchements. Il sentit lui-même qu'il en était ainsi, car il dit : « Je prête une profonde attention aux opérations de la nature qui se présentent dans ma pratique, me réglant et me perfectionnant sous cet infaillible drapeau. » C'était vraiment, comme le dit le Dr Hugh Hiller, un noble caractère et un exemple de vie laborieuse.

Smellie était établi depuis deux ans à Londres, lorsque du même comté écossais (Lancashire), dans lequel il était né, vint habiter avec lui un jeune homme, c'était William Hunter qui par ses descriptions et ses planches de l'utérus gravide devait prendre un rang élevé parmi les écrivains obstétricaux. Par sa grande réputation comme professeur et anatomiste, aidée sans doute par son abord séduisant, ses manières agréables, son esprit cultivé, il devint l'heureux rival et le contraste de Smellie. L'école obstétricale fondée par ce dernier a été appelée par Tyler Smith, l'école mécanique, à cause de l'importance qu'elle attache aux ressources de l'art dans l'accouchement; Hunter, au contraire, croyait surtout au pouvoir de la nature et laissait faire le temps seul, c'est pourquoi son école a été appelée l'école physiologique. Parmi les savants illustres qui en professèrent les doctrines, l'orateur cite en première ligne Thomas Deuman, il nomme également le Dr Macaulay qui, le premier, en 1756, osa faire un accouchement prématuré. Enfin le discours se termine par cette magnifique période que nous ne pouvons nous empêcher de reproduire en entier.

Si le temps le permettait, je pourrais terminer ces quelques esquisses en parlant des accoucheurs qui se sont distingués à Londres depuis le commencement de ce siècle. Mais je suis obligé de citer simplement leurs noms illustres : John Clarke, Osborne Leake; Bland, Heniman, Clarles Clarke, Gooch, David Dowis, Francis Bamsbotham, Granville, Ashwell, Lever, Locock, Walter, Murphy, Tyler Smith, Oldham. Tous ces hommes ont vécu si près de nous qu'il suffit de citer leurs noms pour rappeler la part qu'ils ont prise aux progrès de l'obstétrique.

Quant aux célébrités actuelles qui ont fait de cette ville la scène de leurs travaux et de leur influence, c'est à dessein que je n'en parle pas.

« Mes pensées sont avec les morts, avec eux je vis dans les temps depuis longtemps passés, j'aime leurs vertus et condamne leurs fautes, partage leurs espérances et leurs craintes ; et dans leurs leçons, humblement, je cherche et trouve l'instruction. (Southey). »

Mais à quelque plus digne occupant de ce fauteuil, dans quelque congrès futur, quand nous aurons joué notre petit rôle dans le drame de la vie, je lègue la tâche agréable de compléter la liste précédente des éminents gynécologistes et praticiens de Londres, que le Congrès actuel nous permet, entre autres avantages, de voir quelques instants et de connaître pour quelques-uns d'entre nous.

C'est M. Tarnier qui répond au nom des étrangers, son discours également remarquable est couvert d'applaudissements. Puis la section commence ses travaux en abordant la question du forceps.

Discussion sur le forceps Tarnier. — Le forceps ordinaire dit le savant accoucheur de la Maternité de Paris est passible de deux reproches principaux : (*a*) les tractions faites sur le manche de l'instrument sont loin d'être dirigées suivant l'axe du bassin, et déterminent des pressions dangereuses sur les parois de l'excavation pelvienne ; (*b*) la force est appliquée trop loin du centre de la tête et le forceps est transformé en levier dont la puissance est menaçante pour l'intégrité des parties maternelles.

C'est pour les éviter que j'ai construit mon instrument. Il repose sur quatre principes qui sont : 1° tirer directement suivant l'axe du bassin ; 2° appliquer les tractions le plus près possible du centre de la tête ; 3° laisser à la tête saisie par le forceps la mobilité qu'elle a dans l'accouchement naturel soit pour se fléchir ou se défléchir soit pour pivoter autour de l'axe fictif du bassin ; 4° avoir une aiguille indicatrice qui montre à chaque instant à l'opérateur les mouvements exécutés par la tête fœtale et qui le guide dans la direction qu'il doit donner à ses tractions.

On sait comment le forceps Tarnier répond à ces indications. Dans le principe l'auteur avait conservé aux branches de préhension leur courbure périnéale : cette courbure devait, dans ses prévisions, bien protéger le périnée tout en permettant de tirer suivant l'axe du bassin. Cependant cette courbure a été abandonnée par les raisons suivantes : dans les applications directes, le forceps à courbure ordinaire est plus facile à appliquer que le forceps à courbure périnéale; dans les applications obliques, la partie convexe qui résulte de la courbure périnéale vient heurter l'une des branches ischio-pubiennes et fait dévier le manche de l'instrument qui devient alors défectueux. Maintenant avec un forceps à courbure ordinaire, voici ce qui arrive, toutes les fois que l'on veut faire une application oblique *bien faite*, pour que les cuillers soient régulièrement appliquées par rapport au bassin et à la tête fœtale, il faut de toute nécessité que les manches du forceps ne restent pas dans le plan médian du corps et soient portés vers la cuisse gauche si les cuillers sont aux deux extrémités du diamètre oblique droit de l'excavation pelvienne; vers la cuisse droite si les deux cuillers sont aux deux extrémités du diamètre oblique gauche. Mais, les tractions faites sur les manches du forceps ainsi déviés ont une direction très défectueuse, si l'on se sert d'un forceps ordinaire, tandis que si l'on emploie le forceps de M. Tarnier, la poignée mobile a une courbure telle que les tractions sont précisément faites dans le plan médian du corps. C'est là un point que l'auteur n'avait pas encore signalé. Mais si la traction est ramenée dans le plan médian du corps, elle n'est pas ramenée dans la direction de l'axe du bassin. M. Tarnier a cherché à obtenir ce dernier résultat au moyen d'une poignée mobile que l'opérateur peut incliner comme il le veut, M. Tarnier présente à la section le premier instrument fait sur cette indication.

Dans la dernière partie de sa communication M. Tarnier insiste sur le mouvement en arc de cercle décrit par les branches de son forceps, quand la rotation s'effectue spontanément. Il faut bien connaître ce mouvement des branches autour de l'axe fictif de l'excavation pelvienne. C'est le seul, en effet, qui permette avec le forceps de Levret ou avec celui de Tarnier quand la rotation n'est pas spontanée de faire marcher le plus naturellement possible la tête de l'enfant.

M. le professeur Lazarewitch (Kharkoff, Russie) reproche au forceps Tarnier de mettre entre les mains de l'opérateur une force brutale et inconsciente. Il lui préfère donc son propre instrument qui est droit et, par conséquent, laisse à l'accoucheur la direction complète du travail. C'est aussi l'opinion du Dr Stephenson (d'Alberden), il rejette même l'aiguille indicatrice des forceps français prétendant que le guide le plus sûr est le sens musculaire de l'opérateur. M. Stthill (de Dublin) adresse deux reproches au forceps de Tarnier : sa complexité qui en fait un instrument peu commode dans la pratique, la compression qu'il exerce sur la tête fœtale, compression peu énergique, il est vrai, mais continue. Enfin, dit en terminant M. Matthews Duncan, scientifiquement le forceps de Tarnier est un bon instrument, mais l'est-il pratiquement? L'expérience seule et non les discussions qu'on peut soulever actuellement sera capable de répondre.

A quoi M. Budin réplique très justement que les preuves sont faites depuis longtemps en France. Le forceps de M. Tarnier, poursuit-il, est plus compliqué que l'ancien, mais cela importe peu si le résultat obtenu est meilleur. On lui reproche la force qu'il donne à l'opérateur. Que penserait-on d'un chirurgien qui dirait : Si vous voulez faire une opération, prenez garde, n'ayez pas un bistouri qui coupe trop. Ce qu'il faut critiquer en pareil cas, ce n'est pas l'instrument, mais l'opérateur qui, habitué à rencontrer plus de résistance avec l'ancien forceps, fait beaucoup trop rapidement l'extraction de la tête. Il est enfin un dernier reproche qu'on a fait au forceps Tarnier: la vis à l'aide de laquelle on fixe les branches de préhension sur la tête. Or, cette vis a été considérée comme agissant à la manière de la vis d'un céphalotribe. Frappé de cette objection M. Tarnier la serrait peu dans les applications du forceps, mais peu à peu il s'est enhardi et il n'en est jamais résulté d'inconvénients. Les expériences de Duret ont d'ailleurs démontré que si la compression brusque du cerveau est dangereuse, la compression lente et continue l'est beaucoup moins.

M. Barner se range parmi les partisans du forceps Tarnier. Le professeur A.-R. Simplon y adhère de la façon la plus complète. C'est dire que sur toute la ligne la victoire demeure à l'école de notre Maternité dans cette question obstétricale d'une importance si considérable.

Oophorectomie, castration des femmes ou *opération de Batley.* — Le chirurgien américain défend lui-même son opération qui a pour but, dit-il, non pas d'enlever des organes malades, mais de supprimer une fonction physiologique, de produire par conséquent un changement artificiel dans l'économie. Puis il discute les différents termes successivement employés pour la désigner. Proposée en 1865, elle fut pratiquée la première fois le 17 août 1872, par Hegar de Fribourg, la seconde, le 1ᵉʳ août de la même année par Lawron Tait, de Birmingham. Ces deux premiers cas furent malheureux, mais le 17 août 1872, Balley obtient un premier succès à Rome, Georgia. Puis les cas heureux se multiplièrent.

Quelles sont maintenant les indications de l'opération ? Du jour où elle fut proposée, poursuit le chirurgien américain, on établit justement la règle suivante : « L'ovariotomie, dans le but de produire la ménopause, sera pratiquée dans toutes les affections incurables d'ailleurs, mais pouvant guérir par la suppression des menstrues ». On se posera trois questions : Le cas est-il grave ? — N'existe-t-il aucun autre moyen que la ménopause d'en amener la guérison ? — Peut-il être guéri par la ménopause ? Si les réponses aux trois questions sont affirmatives, l'ovariotomie est indiquée ; sinon, elle n'est pas justifiée. Je sais bien qu'il y aura des abus, mais je n'admets pas, quant à moi, que l'opération soit pratiquée autrement qu'en dernier ressort. Au point de vue du manuel opératoire, deux points doivent nous arrêter particulièrement.

1° *Mode d'accès*. En Amérique les méthodes vaginales et abdominales sont également en usage ; en Europe, la méthode abdominale seule a du succès.

En faveur de la vaginale nous avons : *a*) une mortalité moindre ; *b*) la possibilité d'un drainage parfait ; *c*) l'introduction de l'air dans la cavité péritonéale est très difficile ; *d*) la masse intestinale court peu de dangers d'être atteinte par les manœuvres mécaniques. Par contre, on peut objecter à cette méthode : la présence fréquente d'adhérences énormes et la difficulté de les séparer convenablement et d'extirper les ovaires en totalité. Les résultats obtenus par ce procédé ont été si favorables qu'il ne doit pas être abandonné, mais réservé pour le cas où l'accès des ovaires est facile et où il n'y a pas d'adhérences.

2° *Traitement du pédicule*. La ligature avec des liens phéniqués ou non est presque universelle. Battey cependant a coupé le pédicule dans 13 cas, avec l'écraseur seul, et dans aucun il n'a eu d'hémorrhagie sérieuse.

On sait que dans quelques cas rares, les menstrues ont reparu régulières et normales ; mais dans aucun de ces cas, il n'a été prouvé qu'il n'existait pas un troisième ovaire ou que quelque partie du stroma n'avait été laissée. Dans les faits de Battey, chaque fois qu'un fragment de l'ovaire a été respecté, les règles ont reparu. Il y a même eu, une fois, une grossesse.

Résultats éloignés. 1° aphrodisie. Dans aucun cas, les malades opérées ne se sont plaintes de la perte de leur pouvoir génital ; au contraire, elles ont affirmé très souvent la parfaite existence des appétits sexuels. 2° formes féminines. Elles n'ont pas été désavantageusement modifiées ; au contraire, l'on a souvent constaté un gain réel. 3° santé générale. Comme l'opération n'est pratiquée qu'en dernier ressort dans les cas désespérés, quelque léger que soit le bénéfice, il doit être pris en considération. C'est de la critique excessive de dire que quelques malades n'ont retiré aucun profit de l'opération et que d'autres n'ont pas été guéries. Si nous comparons en effet ces résultats, nous trouvons :

	Pour cent
Guérisons	75
Amélioration considérable	17
Pas d'amélioration	8

On a tort d'ailleurs de croire à un insuccès avant qu'un certain temps ne se soit écoulé.

Le docteur Savoye de Birmingham, MM. Marcy (Boston), Briestley (Londres), Thorton, Martins (Berlin), Smith, Lawson-Tait (Birmingham), Bautoch (Londres), se déclarent partisans de l'opération de Battey qui leur a donné à tous les meilleurs résultats. Également M. Spencer Wells.

Seul M. Matthews Duncan fait des réserves, tout en admettant que l'opération est bonne en elle-même. Il convient, dit-il, d'examiner très attentivement ses malades ; combien de femmes, en effet, disent intolérables des douleurs qui ne sont qu'ordinaires, il faut se méfier des exagérations qui sont presque de règle chez la femme, et en tenir compte avant de faire une opération aussi sérieuse.

De l'extirpation totale de l'utérus, par le docteur William Freund (de Strasbourg). — L'orateur pose d'abord ce principe que la seule opération incontestablement indiquée dans les cas de carcinome utérin ayant envahi une grande partie de l'organe est l'extirpation totale. Or nous possédons deux voies pour arriver sur l'utérus, le vagin et l'abdomen. Doit-on préféré, l'amputation vaginale à la gastrotomie ? La première méthode est moins dangereuse, mais la seconde plus certaine au point de vue des résultats. C'est tout ce que conclut le docteur Freundt.

Il n'y a pas eu de discussion, la question malheureusement est donc plutôt posée que résolue au Congrès de Londres.

L'antisepticisme dans les accouchements. — C'est le professeur Spiegelberg (de Breslau), qui pose la question. Mais elle est surtout résolue par le docteur Tarnier. Les Français connaissent tous la méthode préconisée par le savant chirurgien et introduite par lui à la Maternité de Paris, nous ne la rappellerons donc pas dans cette analyse.

Signalons encore parmi les importants mémoires présentés à la sixième section et dont nous n'avons malheureusement pas le temps de donner une analyse complète ; ceux des membres dont les noms suivent :

Docteur Braxton Hicks. De l'importance des constatations intermittentes de l'utérus gravide pour le diagnostic ;

Docteur Budin. Sur une disposition particulière des œufs dans la grossesse gémellaire.

Prof. Simpson. Une nomenclature uniforme dans l'obstétrique.

Une commission a été nommée pour discuter les termes de cette nomenclature. C'est à M. Budin que l'on a justement confié l'honneur de représenter la France.

Docteur Barner. Sur le traitement de l'hémorrhagie puerpérale.

Docteur Apostoli. Les accouchements par l'électricité. Les lecteurs de la *Revue* ont pu juger par eux-mêmes l'importance de ce travail, reproduit presque *in extenso* dans le numéro du 24 septembre.

Docteur Eustache. De l'embryotomie et de l'opération césarienne. Dans son mémoire, le savant professeur se prononce résolument pour l'opération césarienne. Mais pourquoi rejette-il l'opération de Porro ? Les faits observés à la Maternité de Paris sont pourtant bien probants, ce me semble.

SECTION VII. — MALADIES DES ENFANTS.

Président : Dr West ; *Vice-présidents* : Dr Gee et Timothy Holmes, esq. ; *Secrétaires* : Dr Donkin, R.-W. Parker.

Nous serons bref dans notre analyse des travaux de la septième section. D'abord, l'espace nous manque, la distribution ordinaire du journal ne nous permettant pas de le transformer en un recueil des actes du congrès, et puis nous ne voyons rien de bien original dans ces actes, quant à la pathologie de l'enfance.

Les communications françaises sont rares, mais elles sont vivement attaquées, et comme dans toutes les sections, d'ailleurs, surtout attaquées par des Français. C'est ce qui nous frappe le plus dans la discussion de MM. Parrot, Bouchut et Jules Guérin, sur les rapports du rachitisme et de la syphilis.

M. Magitot étudie l'érosion dentaire, considérée comme signe rétrospectif de l'éclampsie infantile. Enfin, M. Ollier expose ses idées sur les résections articulaires chez les enfants, envisagées au point de vue de la croissance ultérieure et de l'utilité des membres réséqués. Deux considérations principales doivent guider le chirurgien : le rôle de la partie à réséquer dans le travail d'accroissement de l'os, et l'importance des mouvements de l'articulation à sauver. L'extrémité osseuse est-elle riche en points de développement (épaule-poignet), on ne doit la supprimer que si l'existence du malade dépend de l'opération.

L'abstention est également indiquée autant que possible dans les articulations où, comme au genou par exemple, on ne craint pas l'ankylose.

Un mot maintenant sur les communications des praticiens étrangers. Disons-le immédiatement, nous sommes choqué du silence gardé par ces savants sur les travaux publiés en notre pays. C'est ainsi, qu'étudiant les rapports de la chorée et des rhumatismes, MM. W. Byers, Octavius Sturges, Mackenzie, Barlow, Worner, Steffen et beaucoup d'autres encore, ne prononcent même pas le nom de Sée. Une mention spéciale pour la communication de M. Steffen. Elle est intitulée : Relations de la chorée avec le rhumatisme ; aussi l'auteur n'y parle-t-il que des lésions et des bruits de l'endocardite en général. Mais si le professeur de Stettin se tient soigneusement à côté de la question, nous pouvons du moins affirmer que ce n'est pas pour exposer des idées nouvelles. Ouvrez donc le plus petit de nos manuels français de pathologie, monsieur le savant allemand, vous y retrouverez toutes vos découvertes !

Naturellement, la diphtérie, sous ses formes diverses, dans ses manifestations multiples, est également étudiée par les savants de la septième section. Quelques idées neuves sont émises, mais combien de communications ne contiennent rien, absolument rien, qui ne soit en France depuis longtemps classique. Se peut-il que l'on ignore à ce point, en Allemagne, en Amérique et même en Angleterre, les travaux de nos savants sur les paralysies et l'albuminurie d'origine diphtérique, sur la nature et le mode de propagation des fausses membranes ! N'a-t-on jamais lu enfin, à l'étranger, les cliniques de Trousseau sur la trachéotomie ?

M. Wm. Macewen fait une communication sur le traitement chirurgical du croup et de la diphtérie au moyen de l'introduction de tubes dans la trachée, par la bouche. Sa méthode repose sur... un cas heureux. Il est évident que les statistiques les plus brillantes des trachéotomistes ne tiennent pas devant celle de M. Macewen.

M. Jacobi dit que la diphtérie, quelquefois communiquée par des animaux, atteint de préférence les personnes antérieurement frappées. Enfin, M. Abercombie, qui cite, d'ailleurs, les travaux de M. Déjérine, fait une communication sinon nouvelle du moins bien clinique, sur les paralysies diphtéritiques.

M. Howard Marsck expose que la scarlatine chirurgicale, signalée pour la première fois, en 1864, par sir James Paget, est bien réellement de la scarlatine, et que de toutes les fièvres éruptives celle-ci semble s'attaquer aux opérés avec une prédilection toute particulière.

La rötheln, ou rougeole des Allemands, est officiellement proclamée maladie distincte par MM. Chealde, Squire, Kussowitz, Smith et Shattleworth.

Enfin, deux questions d'orthopédie sont étudiées à fond, on peut le dire, par les savants de la septième section.

1° Le *genu valgum*, soigneusement analysé dans ses causes, est, après longue discussion, reconnu surtout justiciable des appareils prothétiques, principalement dans le jeune âge.

2º Les indications et les contre-indications du corset de Sayre sont pesées et jugées avec le plus grand soin. Cet appareil, on le sait, consiste en bandes plâtrées directement appliquées sur le corps du malade, préalablement suspendu par une sorte de minerve. Il peut rendre de réels services dans un grand nombre d'affections rachidiennes.

Les lecteurs trouveront dans un travail de M. Sayre lui-même tous les détails qui les intéresseraient à ce point de vue.

SECTION VIII. — MALADIES MENTALES

Président : Dr Lochkart Robertson. — *Vice-présidents :* Dr Crichton, Browne, Dr Maudsley. — *Secrétaires :* Dr Gasquet, Dr Savage.

Les communications présentées devant la huitième section sont relativement peu nombreuses; mais la plupart offrent un réel intérêt, signalons particulièrement :

1º Une *étude* de Foville sur la *Mégalomanie,* qu'il faut savoir distinguer de la paralysie générale dans laquelle le délire est diffus, incohérent, mobile, absurde, tandis qu'ici nous le trouvons partiel, systématisé, persistant. La mégalomanie, dit l'auteur, est une lypémanie ; les hallucinations et les idées de persécution constituent, comme d'habitude, le fond de la maladie mentale ; mais il s'y ajoute, par une évolution progressive de l'affection, des idées de grandeur systématisées, principalement caractérisées par une modification imaginaire de la personnalité, par la croyance à une naissance mystérieuse, illustre, le plus souvent royale, et par la revendication persistante de dignités et de richesses dont les malades prétendent être injustement dépouillés.

Presque toujours chronique et incurable, la mégalomanie se termine ordinairement par la démence.

2º Un tableau très remarquable des principales variétés de déformations crâniennes chez les idiots et des rapports de ces variétés avec les aptitudes intellectuelles — par le Dr Shattleworth.

3º Une bonne analyse des altérations histologiques des cerveaux de microcéphales par M. Fletcher Beach. M. B.

4º Enfin la communication du Dr Edouard Fournié sur la physiologie pathologique des hallucinations.

Des travaux plus circonscrits par la nature même des sujets qu'ils embrassent, mais néanmoins fort remarqués sont également soumis à l'appréciation des membres de la huitième section.

Citons parmi ceux-ci : une étude du professeur Ball sur les *troubles psychiques dans la paralysie agitante.* Ces troubles constituent un des symptômes de l'affection et prouvent qu'elle doit être séparée des maladies cérébrales proprement dites et rangée dans la classe des névroses.

Une communication du docteur Rayner sur les *rapports de la goutte avec la folie.* La goutte larvée se manifeste quelquefois par une attaque d'aliénation mentale, dit l'auteur, et, dans ce cas, la folie goutteuse ressemble beaucoup à celles que produisent les autres poisons, tels que le plomb et l'alcool.

Un travail enfin du Dr G. Savage M. D. qui prouve, d'une part, que *l'aliénation mentale* peut être la conséquence du *goître exophthalmique ;* d'autre part que la maladie de Graves apparaît parfois consécutivement à la paralysie générale. Dans un cas, dit l'auteur, les symptômes exophthalmiques ont disparu avec l'attaque d'aliénation pour revenir avec de nouvelles attaques. Dans ce cas, l'hyoscyamine a produit un effet notable.

Avons-nous besoin d'ajouter que toutes les grandes questions d'étude des maladies mentales, d'organisation d'asiles, de responsabilité civile, etc., etc., si justement chères aux aliénistes sont agitées devant la huitième section ?

M. Clouston expose longuement ses idées sur l'enseignement de la pathologie nerveuse.

Le Dr Peeters le médecin de l'antique colonie belge de Gheel, bien connue en France depuis les travaux d'un maître, M. Moreau (de Tours), plaide avec éloquence pour le système en vigueur dans son pays et préconise, comme supérieur à tous les autres, le traitement des aliénés en liberté.

Enfin M. Buckuill trouve que les magistrats ne tiennent pas assez compte des conclusions des médecins spécialistes dans les affaires testamentaires, ce qui est très regrettable dans tous les pays, mais particulièrement malheureux en Angleterre où la faculté de tester est absolument illimitée.

M. Buckuill a raison, mais il faut bien le reconnaître, c'est un peu la faute des aliénistes si les magistrats se montrent réfractaires aux notions de la science.

Qu'entendons-nous, par exemple, après la revendication si juste du médecin légiste anglais ? Une communication laconique, trop laconique, du professeur Benedikt, de Vienne, sur les cerveaux des criminels.

Sans doute, monsieur le professeur, la plupart de ces cerveaux diffèrent grandement du type normal, sans doute les circonvolutions des assassins sont moins séparées et présentent des sillons nouveaux analogues à ceux des carnassiers.

Mais pourquoi n'ajoutez-vous pas que beaucoup d'autres hommes, qui n'ont jamais assassiné, offrent la même disposition cérébrale ? Pourquoi n'exposez-vous point que cette organisation, tout en créant une prédisposition indiscutable au crime ne saurait rendre l'être qui la présente fatalement criminel. — qu'elle respecte, du moins dans la plupart des cas, sa liberté, et que tout en augmentant la valeur des circonstances atténuantes elle laisse à la justice humaine le champ absolument libre ? De ce qu'un homme, en effet, était prédisposé, simplement *prédisposé* au crime s'ensuit-il qu'il faille nécessairement l'absoudre ? Et ne peut-on soutenir que la société a le droit, le devoir même de châtier si le châtiment arrête la main des autres prédisposés et préserve ainsi un nombre de victimes beaucoup plus considérable que celui des condamnés ? — Question bien importante et que nous aurions voulu entendre discuter, statistiques main, à la section d'aliénation mentale.

Mais nous voilà loin de notre compte rendu.

M. Lassègue expose sur l'épilepsie les idées particulières que nous lui connaissons en France et s'efforce de démontrer que cette affection est toujours le fait d'une malformation crânienne.

M. Robertson avance que les hallucinations unilatérales sont en rapport avec des lésions des centres sensoriels corticaux, idée certainement originale mais qui a le grand tort de ne reposer sur aucun fait.

Enfin M. Tamburini (un nom prédestiné) proclame en quatre points la communication suivante :

Premier roulement. — C'est Pannizi qui a trouvé en 1856 l'idée des centres corticaux, si bien développée depuis par Ferrier.

Second roulement. — Il a fait lui, Tamburini, à Reggio, sur l'hypnotisme des tracés graphiques qui intéressent la médecine légale.

Troisième roulement. — Le Parlement italien a été saisi d'un projet de loi sur les aliénés. Mais le Parlement veut qu'on le modifie.

Quatrième roulement. — Les députés sont également saisis d'un projet pour les aliénés criminels. — Tout cela est sonore, retentissant comme une générale.

Définitivement il y a encore, en Italie du moins, de beaux jours pour les tambours-majors !

Une excursion à Broadmoor et une fête champêtre chez le Dr Wood tiennent lieu de séance à la huitième section, le dernier jour du Congrès.

Les voisins ont été un peu plus laborieux, messieurs les aliénistes !

SECTION IX — OPHTHALMOLOGIE

Président : W. Bowman, Esq., LL. D., F. R. S. — *Vice-Présidents :* G. Critchett, Esq.; Henry Power, Esq.; Dr Argyll Robertson (d'Edimbourg) ; Dr H. Swanzy (de Dublin). — *Secrétaires :* Dr Brailey ; E. Nettleship., Esq.

Les affections de l'œil présentent deux côtés bien différemment intéressants pour la grande majorité des praticiens. Exclusivement limitées à l'organe, comme dans la cataracte, le glaucome, etc., elles ne sauraient les retenir longtemps, en ce sens que, depuis longtemps abandonnées aux soins des spécialistes, elles réclament une instruction et une éducation scientifiques toutes particulières.

Manifestations locales d'un trouble général de l'organisme, au contraire, elles tombent dans le domaine de la pathologie courante, et à ce titre ne sauraient jamais être trop vulgarisées Malheureusement, au Congrès de Londres, ce côté de l'ophthalmologie a été un peu sacrifié à la spécialité, comme on devait d'ailleurs s'y attendre. Nous lui consacrerons cependant la plus grande partie de notre compte rendu.

Et d'abord citons, *in extenso*, la communication de M. Bouchut. Elle résume très heureusement, en effet, l'état actuel de la science sur la cérébroscopie, et montre aux lecteurs quel parti l'on peut tirer de ce mode d'investigation.

« L'auteur croit que toutes les maladies graves du cerveau ou de la moelle épinière, ainsi que les affections diathésiques, sont reconnaissables à l'examen ophthalmocopique.

Il donne le nom de cérébroscopie à un tel emploi de l'ophthalmoscope. C'est ainsi qu'une congestion et gonflement de la pupille indiquent une congestion ou compression cérébrale, une méningite, ou le commencement d'une maladie de la moelle épinière.

L'œdème de la pupille et de la rétine environnante démontre l'œdème des méninges et l'obstacle à la circulation des sinus et des veines méningées dans la méningite tuberculeuse, dans l'hydrocéphalie aiguë ou chronique, l'hémorrhagie cérébrale, certaines tumeurs cérébrales accompagnées d'encéphalite, etc.

Une anémie complète indique l'arrêt de circulation cardiaque et cérébrale et, par conséquent, la mort.

Des tubercules, des varices, des thromboses, des anévrismes miliaires, sont signes d'une condition semblable intra-crânienne.

Dans les cas de fièvres et de maladies nerveuses, les hémorrhagies de la rétine indiquent la compression du cerveau par une exsudation, la diathèse hémorrhagique, l'obstruction cardiaque ou ses changements dans les vaisseaux à cause de l'albuminurie chronique, de la glycosurie, de la syphilis ou de la leucémie.

Enfin, une atrophie de la pupille ou une sclérose du nerf optique indiquent toujours une sclérose disséminée du cerveau ou des colonnes antérieures de la moelle. »

Abstracts, p. 476.

A rapprocher de la communication de M. Bouchut, celles :

1° Du D^r Th. Leber, professeur à l'Université de Göttingen : *Des rapports entre la névrite optique et les affections cérébrales*, dans laquelle l'auteur ne fait guère, d'ailleurs, que répéter les idées depuis longtemps enseignées par le médecin de notre hôpital des enfants.

2° De M. H. Eales, de Birmingham, sur l'hémorrhagie primaire de la rétine chez les jeunes gens.

3° De M. Nieden de Bochum : *le nystagmus des mineurs.*

4° Enfin, du D⟨r⟩ Abadie, de Paris, qui expose des considérations très intéressantes sur le vertige oculaire.

Mais, comme nous le disions, ce sont les affections limitées de l'œil qui intéressent particulièrement les savants présents aux discussions.

Aussi serons-nous bref dans le reste de notre analyse.

C'est ainsi que nous ne ferons que signaler les nombreuses communications présentées à la neuvième section par MM. Weber, (de Darmstadt); Laqueur, de Strasbourg; Priestley Smith, de Birmingham, etc., etc., sur la pathogénie du glaucome, par MM. Bader (de Londres), Abadie (de Paris) et Wecker sur le traitement de cette affection et sur la sclérotomie. Voici les conclusions posées par ce dernier spécialiste. Nous les reproduisons d'autant plus volontiers qu'elles ont été assez universellement adoptées par tous les savants présents.

La sclérotomie paraît indiquée :

1° Dans toutes les formes de glaucome hémorrhagique ou que l'on soupçonne appartenir à cette catégorie ;

2° Dans tous les cas de glaucome congénital (buphthalmie) ;

3° Dans tous les cas de glaucome chronique simple ;

4° Chaque fois qu'après une iridectomie la vision a décliné ou que le résultat acquis par cette opération, vient après un certain temps à péricliter ;

5° Lorsqu'il s'agit de combattre les prodromes du glaucome ;

6° Dans tous les cas de glaucome absolu avec atrophie iridienne complète et accès douloureux.

Mais comment, ayant à parler de la sclérotomie et du glaucome ne s'est-il trouvé personne pour rappeler la théorie du professeur Le Fort sur cette affection, avec les conséquences thérapeutiques immédiates de cette théorie.

Du glaucome on passe à l'ophthalmie sympathique. Un seul orateur, le professeur Mellen, d'Utrecht, se montre d'une originalité indiscutable. Cette affection, dit-il, est constituée par « une inflammation métastatique spécifique dans laquelle les éléments inflammatoires parasitiques sont conduits d'un œil à l'autre par les canaux dilatés de la lymphe ».

Voilà maintenant les microbes qui naissent spontanément, descendent le courant des lymphatiques et s'arrêtant juste à point pour ne rien léser dans les autres régions, remontent de leur mieux les réseaux et vont infecter l'œil sain. Vous fait-on faire assez de besogne, pauvres animalcules !

Signalons au passage : une communication du Dr Abadie sur la névrotomie ciliaire et la névrotomie optico-ciliaire, intéressante sans doute, mais bien prématurée. L'on ne connaîtra pas, en effet, de moyen sûr et pratique pour exécuter la première opération. Pourquoi alors en apprécier les résultats en somme hypothétiques?

Un bon travail du Dr Dianoux, de Nantes, qui préconise les injections de pilocarpine dans les décollements de la rétine.

Enfin, la fameuse discussion soutenue à la section d'ophthalmologie sur l'emploi des moyens antiseptiques dans la chirurgie oculaire en général et particulièrement dans l'opération de la cataracte. En voilà une qui n'a certes jeté aucune lumière sur la question. Nous n'exagérons pas en disant que les huit dixièmes des savants présents ont tenu à donner leur opinion c'est-à-dire leur statistique, et non pas leur statistique générale, mais une statistique détaillée de toutes les années de leur pratique.

Naturellement on a laissé de côté les autres éléments de la question : procédé employé, âge et état des malades, habileté opératoire, etc., etc.

Aussi est-on arrivé aux conclusions les plus contradictoires ! Nous ne les citerons pas ici, ce serait inutile et trop long.

Nous passerons d'ailleurs également sous silence les autres questions exposées au congrès d'ophthalmologie : la tuberculose de l'œil, le strabisme, la cataracte, etc., etc., qui nous entraîneraient malgré nous bien au delà de limites depuis longtemps déjà dépassées.

SECTION X. — MALADIES DE L'OREILLE.

Président : William B., Dalby, Esq. *Vice-présidents* : Dr Casseli, de Glasgow; Dr Fitzgerald, de Dublin; *Secrétaires* : Dr Urban; Pritchard; Dr Laidlaw Purves.

Plus exclusifs encore que les oculistes dans leurs communications, les savants de la dixième section, évidemment trop spécialistes, restent presque continuellement en dehors des grandes questions de physiologie et de pathologie générales que nous nous attendions à voir traiter par des auristes. Aussi, serons-nous bref dans l'analyse de leurs travaux, ne voulant ni ne pouvant les suivre dans l'exposition des idées émises sur les maladies de l'oreille moyenne et du conduit auditif externe, ces maladies d'ailleurs ne sont-elles pas depuis longtemps classiques et connues de tous ceux qui s'occupent un peu de chirurgie générale ?

C'est le Dr I. Paquet (de Lille) qui prend le premier la parole. Il expose son manuel opératoire de la myringodectomie dans les cas de sclérose de l'oreille. Le chirurgien français fait toujours deux incisions de façon à constituer un V qui forme rideau et rende ainsi la perforation durable.

Le procédé est, en effet, rationnel.

Puis le Dr Ménière ouvre la discussion sur le second sujet : « Des excroissances morbides de l'oreille et de leur traitement ».

Les auristes reviennent deux jours sur ce chapitre. Aussi, n'essayerons-nous pas même de résumer leur conclusion.

On décrit des tumeurs sébacées, enkystées, caséeuses, osseuses, fibreuses, fibro-cartilagineuses et tengiactatiques ou sanguines, — des angiomes, des épithéliomas, des sarcomes et des chondromes, des lympho-sarcomes, des tumeurs alvéolaires. On en décrit d'autres encore. Comment donc pourrions-nous suivre les différents orateurs dans toutes les considérations de diagnostic, de pronostic et de traitement qu'ils ont successivement présentées ?

Après les excroissances morbides, la surdité sans affection pathologique de l'oreille externe et interne. MM. Gellé, Lucae et Stevens prennent successivement la parole.

Les lecteurs de la *Revue* connaissent le travail de M. E. Fournié sur les fonctions de la trompe d'Eustache, aussi nous contentons-nous de le rappeler au passage.

Nous entendons encore à la dixième section quelques communications assez intéressantes de physiologie par MM. Gellé et Gardner Brown, des conseils sur le cathétérisme de la trompe d'Eustache par MM. Sexton et Loewenberg, des lectures nombreuses d'observations plus ou moins originales. Enfin et surtout deux mémoires de pathologie de MM. Barr et Pierce qui exposent les rapports des affections des organes de l'ouïe avec deux grandes maladies générales.

Dans le premier le Dr Barr considère les affections caséeuses de l'oreille moyenne comme une conséquence du tubercule miliaire. Il présente un cas absolument caractéristique, dit-il, et qui ne saurait laisser de doute sur la possibilité du phénomène. Sans doute les anatomo-pathologistes n'ont pas l'habitude, d'examiner l'oreille moyenne des tuberculeux, mais n'en déplaise à M. Barr un fait isolé n'en est pas moins bien peu concluant. Faisons donc comme l'auteur, attendons des observations nouvelles et nombreuses.

M. Pierce croit les accidents de la syphilis de l'oreille plu fréquents qu'on ne le pense généralement et en décrit les principaux symptômes.

Rien de bien original dans cette communication.

SECTION XI. — MALADIES DE LA PEAU

C'est le professeur Erasmus Wilson qui préside. Les docteurs Cavafy et Thin remplissent les fonctions de secrétaires.

Beaucoup d'Anglais et beaucoup d'Allemands même suivent les séances, mais on n'y rencontre presque pas de Français. Hâtons-nous d'ajouter que leurs communications n'en sont pas moins les plus intéressantes. Aucun travail, par exemple, n'a été entendu avec plus de sympathie et de considération que le mémoire du docteur Vidal, — Du pityriasis circiné et marginé parasitaire et de son mycoderme, le microsporon anomœon (Microsporon Dispar). — Également dans sa communication orale, sur la lymphadénie cutanée (mycosis fongoïde), le médecin de l'hôpital Saint-Louis est demeuré à la hauteur de la vieille école française qu'il représentait.

Peu d'idées nouvelles ont été produites à la onzième section. Les travaux ont consisté surtout en lectures d'observations plus ou moins curieuses et en présentations de malades rares. Aussi n'en donnerons-nous que l'analyse la plus succincte.

Le professeur Kaposi prononce un discours très écouté sur le lupus erythematosus. On connaît assez en France les idées de l'illustre dermatologiste pour que nous n'ayons pas à les rappeler ici.

Les affections squameuses font particulièrement l'objet des travaux de MM. Eugène Venier et Angelucci, de Rome.

Bonne communication du docteur Gustave Behrend sur les éruptions cutanées vaccinales.

Le professeur Ernest Schwimmer sous le nom de Leucoplacia Buccalis, décrit une maladie nouvelle, dit-il, mais en réalité connue depuis longtemps sous le nom de psoriasis buccal.

Le professeur Morrant Baker expose que le prurigo est plus fréquent en Angleterre qu'on ne le pense généralement, ayant le tort de confondre cette affection avec l'eczéma, qui fréquemment d'ailleurs apparaît concurremment avec elle. M. Georges Thin présente un cas remarquable d'anomalie dans la production des cheveux.

Enfin, après quelques autres communications encore que nous passons sous silence, résumant en un discours ample, remarquable de style et d'élévation scientifique, tous les travaux de la section, le président clôt ses séances par un exposé brillant de la dermatothérapie générale, dans le passé et le présent, par une indication des voies qu'il reste à parcourir, des efforts que les savants doivent faire pour donner à cette science déjà si pratique plus de précision encore, plus de force et plus de puissance.

SECTION XII. — MALADIES DES DENTS

Président : Edwin Saunders, Esq. *Vice-Présidents :* John Tomes ; Spence Bate. *Secrétaire :* C. Tomes.

On le voit, des hommes de valeur prennent part aux travaux de cette section et se font publiquement honneur d'exercer une spécialité hier encore très discréditée, demain peut-être protégée par l'État et justement placée dans le monde scientifique, à côté de ses sœurs aînées, la laryngologie et l'ophthalmologie.

Un membre de la Société de Chirurgie de Paris, M. Magitot, expose ses idées sur la greffe dentaire appliquée à la cure de la périostite alvéolaire chronique du sommet — sur la carie et sa grande curabilité.

M. S. Coleman présente une étude très remarquable des agents anesthésiques appliqués à la chirurgie dentaire.

Le docteur W.-H. Athinson donne une explication du mécanisme et du phénomène de la reproduction des os maxillaires.

On étudie certaines questions de physiologie dentaire réellement très intéressantes. Se plaçant sur un terrain plus général encore, M. Corbett analyse les troubles réflexes constitutionnels déterminés par la seconde dentition.

Mais à côté de ces œuvres, que de communications naïves, que d'idées bizarres et véritablement trop peu scientifiques!

Un dentiste de Budapest, le Dr Iszlai Jo'zsef lit un travail intitulé : « Remarques sur le *Mordex Prorsus*, de Carabelli, et ses rapports avec la *Prognathia Ethnologica* et les *Osania Progenœa*, de Meyer.* »

Quel génie!

Le Dr Norman W.-Kingsley, de New-York, étudie la civilisation dans ses rapports avec la dégénération de plus en plus grande des dents humaines.

« La civilisation dit-il, est la bienfaitrice de l'humanité; les principaux bienfaits ont été faits à la race humaine par la civilisation.

» La civilisation n'est pas responsable des malheurs physiques ou autres qui peuvent venir à sa suite?

» Ces malheurs proviennent de la négligence ou de l'abus des ressources de la civilisation.....etc., etc. »

Doutez donc après ce discours de la nécessité des universités dentaires.

SECTION XIII. — MÉDECINE D'ÉTAT.

Président : John Simon, Esq. — *Vice-Présidents* : Dr George Buchanan ; prof. de Chaumont-Norman Chevers ; prof. Douglas Maclagan ; Netten-Radcliffe. — *Secrétaires :* Prof. Corfield ; Dr Thorne-Thorne.

Il existe aux États-Unis un ministère spécialement préposé à la santé publique, à la salubrité de tous les points du territoire de la République : *National Board of Healt.* Malheureusement nous ne possédons en France rien de pareil. Gubler déjà, en 1878, dans un des nombreux Congrès tenus à ce moment au palais du Trocadéro, demandait instamment l'organisation sérieuse d'un service sanitaire général, ayant un ministre hygiéniste à sa tête, des médecins distingués et suffisamment nombreux dans les diverses administrations de sa compétence. Nous allons voir, en analysant même sommairement les travaux de la treizième section, combien le vœu de l'éminent professeur était fondé, quelle importance pourraient présenter les œuvres d'une pareille administration.

Le vent est, dit-on, aux créations ministérielles. D'autre part les médecins sont nombreux dans les deux Parlements. Pourquoi ne reprendraient-ils pas pour leur propre compte l'idée de Gubler ? Pourquoi surtout, par leurs travaux spéciaux, ne s'efforceraient-ils point d'en justifier la légitimité ? Il ont pour eux le précédent d'un peuple grand et prospère ; l'Angleterre elle-même, en créant une section de *Médecine d'État* à son Congrès, proclame l'existence et l'utilité de cette science spéciale. On a certes vu en France des idées moins sérieuses faire rapidement leur chemin.

Mais hâtons-nous d'arriver à l'étude des communications présentées devant la section qui nous occupe.

C'est un Nord-Américain, le professeur Billings, qui prend le premier la parole. Il s'occupe de la prophylaxie du choléra et de la fièvre jaune, partant, de la nature de ces affections. En bon patriote, il attaque vivement les jeunes républiques de l'Amérique du Sud, disant que la malpropreté doit être considérée comme la cause principale de ces maladies. Mais, n'en déplaise à M. Billings, Rio-de-Janeiro est une ville aussi soigneusement tenue que n'importe quel port de mer du vieux continent. C'est donc une querelle... d'Américain qu'il cherche, sous le fallacieux prétexte d'exposer ses idées en étiologie.

Au point de vue de la prophylaxie, l'orateur voudrait que tout navire en partance fût examiné par des agents du pays vers lequel il se dirige. Nous n'y voyons pas d'inconvénient. Mais quel nombreux personnel nécessiterait cette mesure !

Pour M. Robert Lawron, la fièvre jaune ne se communique jamais du malade à l'homme sain. Le poison a besoin d'un intermédiaire : il faut que, sorti du malade, il aille se régénérer dans un terrain chaud et humide avant d'infester d'autres personnes.

Partant de cette donnée, M. Lawron donne des conseils d'hygiène sans intérêt pour des médecins français.

Nous n'insistons donc pas davantage sur sa communication, pas plus, d'ailleurs, que sur celle de M. James Christié qui nous indique les moyens de prévenir la diffusion de la *Dengue*.

La *Dengue* serait une sorte de choléra modifié, assez fréquemment observé aux Indes anglaises.

M. de Chaumont fait un tableau remarquable de toutes les maladies au point de vue de leurs causes, et des efforts que nous devons faire pour tenter d'en prévenir la diffusion. M. Stapford Taylord traite d'un même sujet, mais en ne s'occupant que des maladies infectieuses et en parlant surtout des faits qu'il a observés dans son service de médecin du port à Liverpool. — M. David Page, enfin, par le exclusivement de la prophylaxie de la fièvre scarlatine.

On le comprend, nous ne pouvons analyser, même succinctement, des œuvres d'une pareille étendue. Qu'il nous suffise donc d'en avoir signalé l'objet et d'avoir montré combien, à un moment donné, pourrait rendre de services un corps médical spécialement consacré à l'étude et à l'application des mesures générales de prophylaxie.

La série de communications d'étiologie pratique se termine par un travail sur lequel nous n'osons trop dire ce que nous pensons, car il est signé : Henri Mac Cormac, et qui porte pour titre : « De la manière de limiter et de neutraliser plus ou moins la force de la contagion et de l'infection, en retenant la respiration pendant qu'on se trouve dans le voisinage immédiat du malade. » C'est bien vieux comme idée et puis surtout c'est bien... naïf. Que le frère du sympathique secrétaire du Congrès de Londres nous pardonne cette appréciation. Mais franchement, on ne vient pas dire dans une réunion de savants des phrases dans le genre de la suivante, prise au hasard, d'ailleurs, dans sa communication . « Un médecin français, le docteur Caval, médecin-major des hôpitaux (fait rapporté dans le *Moniteur de l'Armée*, août 1874), se trouvant en congé à Tripoli et apprenant que l'épidémie sévissait à Nerdj, à environ vingt heures de voyage de Bengazi, se dévoua, sans aucun secours médical, au soulagement de la population terrifiée, empêchant la maladie de s'étendre. A la fin il succomba lui-même, victime de son admirable dévouement. Cet homme remarquable et beaucoup d'autres n'auraient pas succombé s'ils avaient retenu leur respiration ! ! »

Pourquoi ne pas donner aussi, monsieur Henri Mac Cormac, l'observation également négative, mais palpitante et pleine d'intérêt de Mgr Belzunce, pendant la peste de Marseille?

La treizième section passe ensuite à l'étude du rôle qu'il convient d'attribuer à l'État dans la réglementation de la prostitution. C'est un médecin de Lisbonne, le docteur Cunha Bellem qui prend le premier la parole.

« Contre la propagation de la syphilis, il faut dresser, dit-il la propagation des principes de la morale et de la conscience; contre les conseils de la lubricité, ceux de l'hygiène la plus soignée et la plus rigoureuse. » L'intention est excellente, n'insistons donc pas et passons à la dernière partie, à la partie vraiment scientifique et pratique, de la phrase de M. Cunha Bellem : « A la tyrannie de la syphilis, poursuit-il, il n'y a qu'à opposer la tyrannie de l'inspection. »

Voilà qui est précis et absolu comme un axiome. Aussi l'idée a-t-elle fait le tour de la presse. Le médecin de Lisbonne veut non seulement l'inspection des prostituées, mais également celle de *toutes les personnes soupçonnées d'être syphilitiques.* « De cette façon, dit-il, en terminant et toujours dans le style imagé que nous lui connaissons, de cette façon on arrivera à chasser la syphilis ou tout au moins à la faire reculer dans le sanctuaire du mariage, où elle devient insaisissable, mais d'où la moralité peut aisément un jour la bannir. »

C'est le docteur Drysdale, de Londres, qui se fait le défenseur ..... scientifique de l'idée contraire; il veut avec beaucoup de ses compatriotes que la prostitution soit libre. Au congrès international de 1875, à Bruxelles, M. Vleminck père a dit : « Je constate une chose, c'est la tendance qu'on a en Angleterre à abolir plutôt les visites des prostituées qu'à les mutiplier. C'est, pour le continent, un grand danger. On pourrait vous accuser, messieurs les Anglais, d'être les importateurs de la syphilis. »

Cette phrase est restée sur le cœur de M. Drysdale. La syphilis augmente à Paris, dit-il, et il invoque les statistiques de nos savants — elle augmente à Vienne et même à Bruxelles. — Mais à Londres... à Londres elle ne doit pas augmenter attendu que les malades sont reçues facilement dans les infirmeries spéciales, et qu'elles n'ont pas peur quand elles ont la syphilis d'être jetées en prison lorsqu'elles viennent demander qu'on les soigne.

A quoi les médecins français, autrichiens et belges, objectent avec raison que supposer n'est pas prouver, et que si la syphilis, devient plus fréquente sur le continent, rien ne démontre qu'il n'en soit pas de même en Angleterre. Donnez-nous des statistiques, monsieur Drysdale, disent-ils, et nous verrons.

Sans doute nous inspectons les prostituées, mais nous ne les laissons pas emprisonner quand elles avouent leur maladie. Si nous les maintenons à l'infirmerie, quelquefois malgré leur volonté, c'est qu'elles présentent des accidents contagieux. Penseriez-vous que la liberté de la prostitution pût neutraliser l'effet d'un virus encore en activité?

Nos hôpitaux sont ouverts à toutes les femmes malades, nous disposons donc des ressources avec lesquelles vous avez la prétention de tout conjurer. Nous avons de plus l'inspection forcée des femmes prises en flagrant délit de prostitution.

Ce n'est pas suffisant pour supprimer la syphilis, mais c'est une arme défensive mise en plus dans les mains de l'État. La prostitution clandestine dites-vous demeure contre notre système. Nous en convenons, mais en vous faisant remarquer que, si votre raisonnement est exact, Londres, qui compte tout autant de prostituées que Paris est bien plus exposé à la syphilis que l'autre capitale, puisque toutes y exercent clandestinement leur industrie.

Après les arguments scientifiques les arguments moraux. Un médecin anglais, interprète des sentiments des bonnes âmes féminines de son pays, se fait, avec l'*habitus* pudibond si parfaitement de circonstance, l'apôtre de cette sublime et naïve idée que le législateur ne doit pas même soupçonner l'existence de la prostitution.

Mais, répond-on de toutes parts, vous ne voulez cependant pas que le législateur ignore ce que les vénérables dames qui l'attaquent connaissent si bien.

Sans doute le sage antique a pu légiférer, sans penser aux parricides, mais ce n'est pas renouveler une idée des Grecs que la dénaturer d'une façon aussi absolue.

Nous ne saurions insister sur ces arguments, pas plus que sur ceux tirés, par les orateurs du beau sexe, de l'immoralité de l'impôt du vice. Terminons seulement en analysant la communication d'un Américain, le docteur Albert Gihon.

En voilà un, du moins, qui est original et pratique. La prostitution est une fatalité, dit-il, et l'État doit préserver ceux qui en usent, non pour eux-mêmes, mais pour leurs femmes et leurs enfants.

Le passé nous montre l'impuissance des vieilles méthodes, je propose donc que l'on fasse de la contamination vénérienne une offense criminelle et que tout malade ait le droit de poursuivre, celui ou celle qui l'a infesté.

Ce ne serait peut-être pas très facile au début, ajoute l'orateur, mais on finirait par s'y mettre.

De la vérole on passe à la rage (heureux rapprochement).

Nous entendons deux bonnes communications. La première a pour auteur M. H. Van Cappelle, de la Haye. Les cas de rage se multipliant, dit-il, d'une façon inquiétante dans les Pays-Bas, le gouvernement fut obligé de prescrire en juin 1875, les cinq mesures suivantes :

(*a*) L'abatage de tout chien ou chat enragé ou mordu par un animal enragé ;

(*b*) L'ordonnance de la muselière pendant quatre mois pour tous les chiens dans la commune où un cas de rage a été observé, lorsqu'ils se trouvent dans un lieu public. La même ordonnance dans les communes adjacentes ou dans une partie de la province ou la province entière, lorsqu'il est à craindre que le chien enragé ne s'y soit montré ;

(*c*) L'abatage des chiens trouvés sans muselière dans un lieu public pendant le temps que la muselière est prescrite ;

(*d*) Devoir des propriétaires de chiens d'abattre ou d'enfermer et d'attacher leur chien enragé, s'il leur est possible. Devoir de faire part immédiatement au *bourgmestre* ou au commissaire de police, de ce qui est arrivé ;

(*e*) Examen de tout cas suspect par un vétérinaire. »

Et, chiffres en main, le Dr H. Van Cappelle montre les heureux résultats, tous les ans plus sensibles, de ces salutaires mesures. L'hydrophobie ne persiste que dans les provinces limitrophes, où des chiens malades arrivent des villes étrangères. Aussi l'auteur conclut-il à la nécessité de mesures internationales dont tous les médecins présents au Congrès devraient se faire les promoteurs auprès de leur gouvernement.

Puis les savants de la treizième section passent à l'étude des maladies qui reconnaissent pour cause la mauvaise qualité des substances alimentaires ingérées.

Nous entendons successivement les communications suivantes : — Raisons qui font admettre que l'affection tuberculeuse des animaux qui fournissent du lait et de la viande à l'espèce humaine peut se communiquer à l'homme par ces animaux, par M. C. Creighton.

Très discutables les arguments invoqués par le médecin de Cambridge.

— Des caractères distinctifs d'une affection spécifique aiguë produite par l'alimentation avec le porc infecté d'un certain genre de bacile. — Deux séries de cas comme exemples par MM. Edward Ballard et E. Klein.

— Quelques recherches originales sur l'empoisonnement par la viande, par Charles Meymott' Tidy.

Enfin, sur une communication de M. Henry-W. Arland traitant des conditions internationales pour l'admissibilité à l'exercice de la médecine, s'engage une discussion fort longue, fort intéressante que nous n'avons malheureusement point le temps de reproduire.

La question est grave pour les docteurs des facultés françaises que l'on ne laisse presque dans aucun pays exercer leur art sans examen préalable, et cela quand les postes médicaux les plus brillants de nos villes d'eaux sont exploités par des étrangers. Combien un ministre de la salubrité publique pourrait rendre de services à ce point de vue encore, et à ses confrères, et aux malades qui viennent chercher la santé dans notre pays. Médecin, il protesterait nécessairement avec insistance, contre le don-quichottisme de nos législateurs. Car évidemment ceux-ci n'ont vu et voulu voir dans cette grave question qui touche pourtant à la vie et à la mort d'un grand nombre de Français, qu'une affaire de principes ! ! !

Mais n'insistons pas. N'avons-nous point d'ailleurs suffisamment prouvé par la simple énumération des questions, qui seraient de son ressort, (et nous n'avons pas certes la prétention de les avoir toutes citées), l'utilité, la nécessité même de la création d'un haut service sanitaire ?

Puisse donc l'idée de Gubler trouver un jour et en haut lieu des défenseurs éloquents !

SECTION XIV. — MÉDECINE ET CHIRURGIE MILITAIRES.

Président : Professeur Thomas Longmore, *Vice-Présidents* : Sir William Mir. Dr J.-W. Reid. Sir Joseph Fayrer. *Secrétaire* : W.-H. Lloy, A.-B. R. Nyers, Sandford Moore.

Combien l'analyse des travaux de cette section prouve encore la nécessité du département médical dans l'administration d'un État! Ne croirait-on pas en parcourant ses communications lire la critique du service sanitaire de nos armées pendant les dernières guerres? Et la nature des plans agités devant les médecins réunis en congrès extraordinaire ne montre-t-elle point de la façon la plus évidente toutes les fautes qu'un congrès permanent d'hommes spéciaux éviterait et surtout aurait évitées à une époque trop rapprochée de nous pour qu'il soit utile d'insister sur les faits?

La médecine a été créée, dit justement le docteur G.-J. Eunes de Lisbonne, dans sa communication, pour combattre l'effet désastreux des passions sur l'organisme humain. Elle est donc dans son rôle quand elle panse la blessure que vient de faire le soldat. Compagne dévouée, humble et résignée de la guerre, la science doit savoir se mettre même au service de la folie.

A ce titre les travaux de la quatorzième section présentent une importance considérable. D'un intérêt secondaire cependant pour la plupart des praticiens, il nous retiendront d'autant moins longtemps que notre analyse des actes du congrès se prolonge bien au delà des limites qui nous avaient été primitivement assignées.

Ce sont d'abord les précautions antiseptiques à prendre sur les champs de bataille qui sont étudiées.

Il est bien évident que le pansement de Lister ne peut être pratiqué sous les balles de l'ennemi. Il faut donc y suppléer autant que possible. Le Dr Lilburne propose l'application temporaire sur la plaie de lin imbibé d'huile phéniquée. Le blessé sera, dit-il, transporté ensuite à l'hôpital où l'on observera la méthode antiseptique dans toute sa rigueur. M. Port, de Munich professe à peu près la même idée. De plus il demande que chaque soldat ait sur lui, en temps de guerre, les objets indispensables pour son premier pansement. Enfin le Dr Beck et le major Nellasdew, de la garde royale anglaise, pensent que l'ouate phéniquée bonne sur le champ de bataille suffirait amplement même pour le service des ambulances.

Le Dr Eunes se plaçant à un autre point de vue se fait l'apôtre chaleureux de la crémation des morts après le combat. De cette façon, dit-il, vous abaisserez considérablement la mortalité dans les hôpitaux qui ne seront plus souillés par les miasmes venus du dehors, et vous éviterez à la région des maladies infectieuses si fréquentes après les grandes guerres.

Le Dr Esmarch indique tous les moyens d'arrêter les hémorrhagies. « Prenez ma bande » : telle est en somme la seule conclusion de sa longue communication. Étant donné le sujet, il était d'ailleurs facile de le prévoir.

Passant à un autre ordre de questions, la section compare les différents projectiles au point de vue des blessures qu'ils déterminent. Le sujet est surtout traité par MM. Longmore et Kirker. Les lésions des balles seraient moins graves qu'on ne pourrait le croire au premier aspect. Aussi ne faut-il pas trop se hâter d'amputer quand l'articulation est respectée. Sur ce point un chirurgien des États-Unis, M. Henri Janer présente une statistique très concluante.

Puis, nous entendons de très nombreuses communications sur les différents moyens de transport des blessés. Naturellement les belles voitures d'ambulances qui font l'admiration du bon public dans toutes les expositions où on les exhibe, sont à peu près reléguées avec le shako et le pompon aux chapitres du matériel de parade.

Il n'y a point de règles générales à établir, dit le Dr Cunha Bellem, de Lisbonne, tout système devant être subordonné aux moyens de transport en usage dans la contrée où on fait la guerre. Cependant l'orateur fait des restrictions pour le crochet à ressort élastique de M. le professeur Léon Le Fort et pour l'étau du Dr Wywodzoff.

M. Cunha Bellem sait réellement résumer une discussion d'une façon merveilleuse, exposer une idée sous sa forme la plus nette et la plus habilement concise. Mais quelles phrases malheureuses il place toujours en tête de ses communications !

« L'histoire des moyens de transport des blessés militair , depuis les temps les plus reculés, c'est, dit-il, l'histoire de l'humanité !! La langue du Camoëns exigerait-elle que tout discours commençât par une naïveté, où l'orateur portugais se croit-il obligé de montrer en raison de la section devant laquelle il parle de l'éloquence militaire? Trouvera qui pourra.

De l'armée de terre nous passons à l'armée de mer, avec l'inspecteur général anglais John-D. Macdonald qui fait un excellent discours sur les meilleurs moyens de pourvoir aux besoins des hommes blessés pendant une bataille à bord des navires de guerre modernes.

Enfin nous entendons plusieurs communications plutôt de séméiologie générale que de médecine militaire proprement dite.

Aussi nous contentons-nous d'en donner l'énumération pure et simple :

Sur la fièvre typhoïde chez les soldats par M. le chirurgien John Martin.

Sur la fréquence de la fièvre entérique chez les jeunes soldats dans l'Inde, ses causes, et les moyens les plus rationnels de prophylaxie, par M. le chirurgien-général Maclean ;

L'insolation ou « coup de soleil » chez les troupes en garnison ou en marche dans les régions tropicales par sir Joseph Fayrer.

En résumé, section très intéressante par la nouveauté des sujets qu'elle embrasse, et la valeur des orateurs qui se font entendre. Terminons-en l'analyse en exprimant le regret que nous avons éprouvé de n'y entendre aucun représentant de la médecine ou de la marine française.

SECTION XV. — MATIÈRE MÉDICALE ET PHARMACOLOGIE

Président : Professeur Fraser d'Édimbourg. *Secrétaires* : Professeur Baxtes et professeur Roberts.

Malgré tout l'intérêt qu'ils présentent nous ne saurions analyser les travaux de cette section. La plupart, en effet, ont été longuement et très savamment exposés par notre collaborateur et ami, Marcel Leprévost, dans ses Revues d'hygiène et de thérapeutique.

Un seul Français d'ailleurs a pris la parole dans la quinzième section, le docteur Dujardin-Beaumetz.

Dans une première communication sur l'action physiologique et thérapeutique de quelques nouveaux principes actifs (la pelletiérine, la valdivine et la cédrine), le médecin de l'hôpital Saint-Antoine a fait connaître des faits intéressants et jusqu'à présent complètement ignorés. Mais c'est principalement dans un discours de haute thérapeutique générale : (Des remèdes employés pour rendre plus rapide la résolution des produits morbides inflammatoires) — que le sympathique et savant praticien de Paris a déployé les qualités d'homme érudit et judicieux qui le caractérisent et provoqué d'unanimes applaudissements.

Notre travail de correspondant est terminé. Aussi succinctement que nous le permettaient la forme du journal et le nombre considérable de travaux exécutés, nous nous sommes efforcé d'exposer l'œuvre du congrès de Londres.

Quelle est maintenant l'importance de cette œuvre ? Considérable, répondra-t-on, si l'on s'en tient à la lecture des communications. Nulle, nous ne craignons pas de le dire, si réfléchissant, on sait reconnaître que par la voie de la presse, qui est un agent de diffusion scientifique bien plus important que tous les congrès possibles, par la voie des sociétés savantes des différents pays, les mêmes faits auraient nécessairement été un jour produits.

Mais les discussions, répliquera-t-on, qui pourrait les remplacer ? — La presse. Et puis il ne faut pas se le dissimuler, si nous en exceptons quelques escarmouches sans importance, quelques altercations le plus souvent entre nationaux, il n'y a pas eu beaucoup de controverses au congrès de Londres, chaque membre venant communiquer en sa langue et se trouvant le plus souvent dans l'impossibilité de répondre à l'étranger qui l'attaquait. Et pourtant que de travaux on aurait pu combattre et renverser ! que de prétentieuse et fausse science on aurait impitoyablement dû percer à jour ! Il faut bien le reconnaître, le congrès n'est trop souvent qu'un prétexte à réclame inavouable. On exploite dans la clientèle une idée bizarre, une spécialité plus ou moins astrologique, impossible de la faire admettre par les sociétés savantes de son pays. Mais dans un congrès tout passe, tout s'apostille. Les compatriotes se taisent par pudeur nationale.... les étrangers.... les étrangers, ne comprennent pas. Nous ne voulons point préciser, ce serait revenir sur les travaux de toutes les sections. Mais qu'on veuille se reporter un peu en arrière et l'on reconnaîtra facilement la vérité de notre assertion.

Quelle organisation donc serait-il convenable d'accepter pour faire du congrès une institution vraiment scientifique ? Nous l'avons déjà exposé en partie dans le cours de ces articles; résumons cependant notre idée en quelques propositions sommaires :

1° La plus grande partie des sujets à traiter devraient être choisis d'avance et indiqués par les membres du bureau de la section, qui naturellement s'arrêteraient plus volontiers à des questions scientifiques en litige;

2° Les communications proprement dites ne prendraient

qu'une petite partie des séances et seraient impitoyablement supprimées quand elles ne porteraient pas sur des faits nouveaux et reconnus comme tels;

3° Les discussions auraient lieu en une seule et même langue, soit la langue française, comme dans les congrès diplomatiques, soit la langue du pays où aurait lieu la réunion, soit même la langue latine pour ceux qui ne posséderaient ni l'une ni l'autre des deux premières.

De cette façon, mais de cette façon seulement les discussions seraient possibles et profitables, la science pourrait gagner quelque chose au contact et au choc des savants de l'univers entier.

Nous gardons du congrès de Londres, à tous les points de vue trop de brillants souvenirs pour en attaquer plus longuement l'institution.

Malgré son imperfection, en effet, sur les points que nous venons de signaler, ce congrès anglais a été véritablement remarquable. Réunions fastueuses, hospitalité cordiale et magnifique, installations superbes, tout, au point de vue matériel, donnait à ces grandes assises médicales un cachet de grandeur et d'élévation que l'on aurait bien du mal à retrouver dans un autre pays.

Terminons en disant que venus là en enfants perdus, pour ainsi dire, sans cohésion, sans organisation, les Français s'y sont néanmoins fait remarquer par leur esprit judicieux observateur et véritablement scientifique. Nous avons eu là grande médaille d'honneur. Qu'aurait-on pensé de nos travaux si nous avions été enregimentés et disciplinés comme les représentants de l'Allemagne?

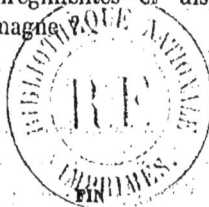

FIN

PARIS. — IMPRIMERIE CHAIX, 20, RUE BERGÈRE. —9724-2.

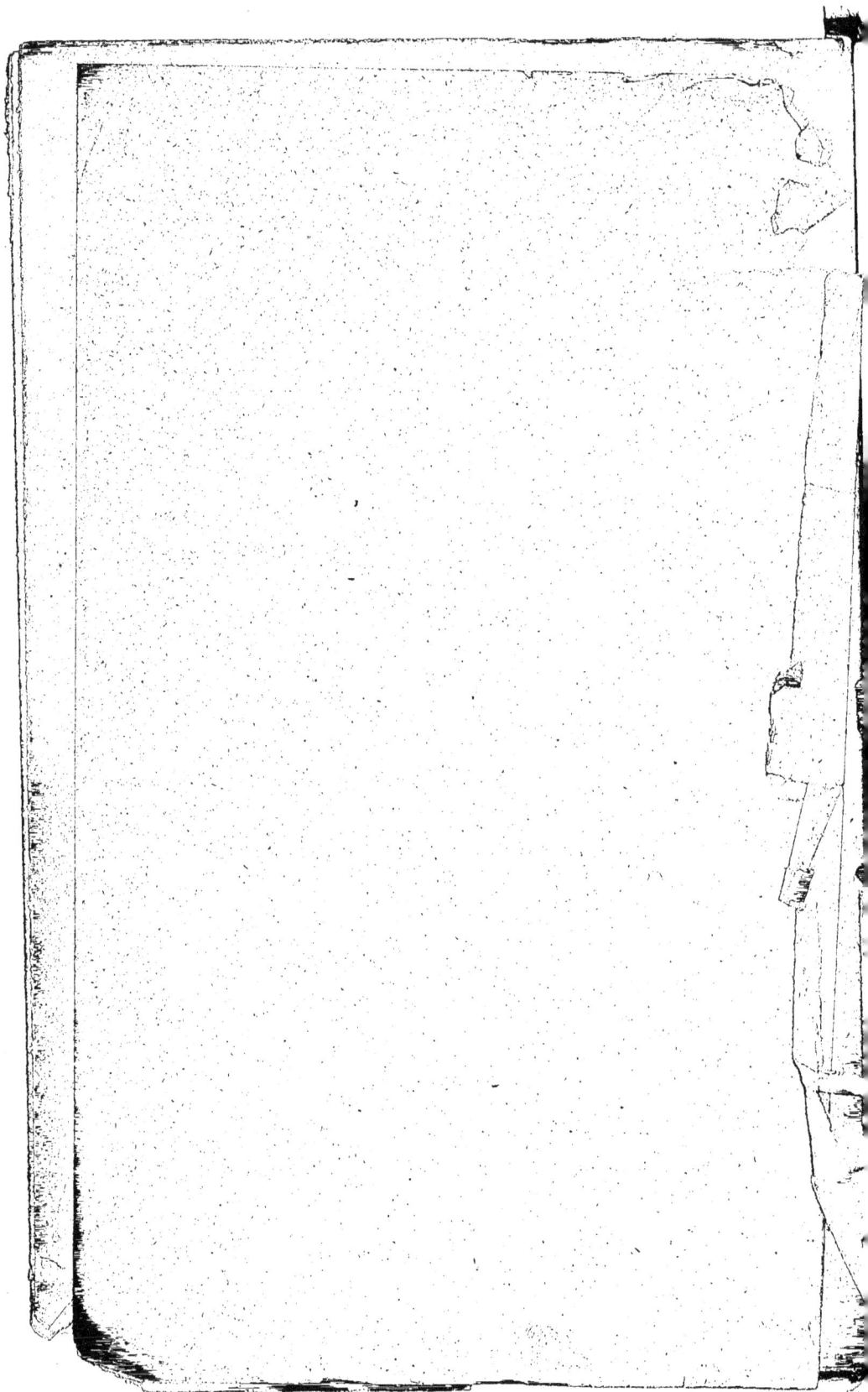

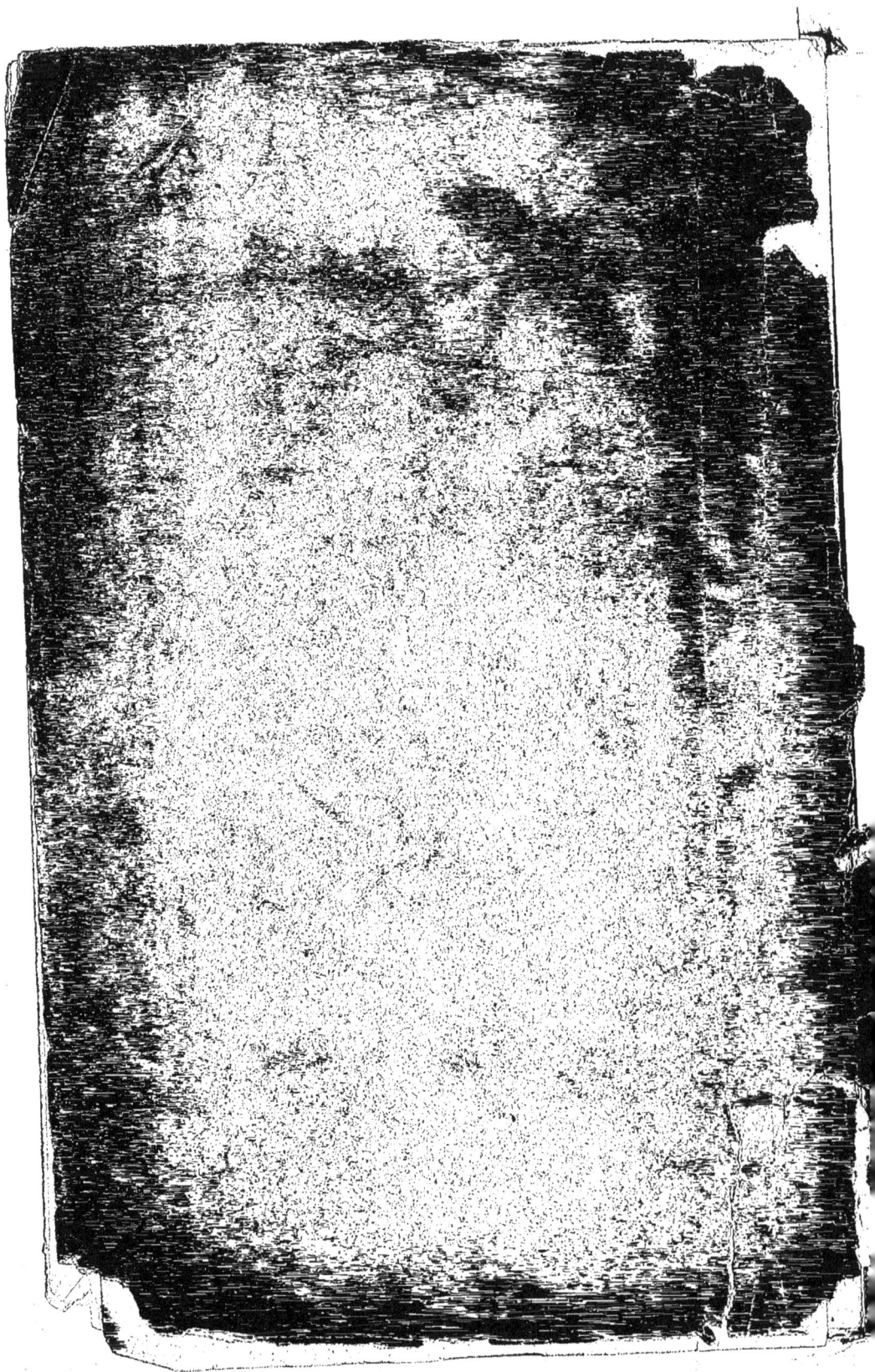

www.ingramcontent.com/pod-product-compliance
Lightning Source LLC
Chambersburg PA
CBHW062025200326
41519CB00017B/4925